Kohlhammer

Die Autoren

Für dieses Buch »Verschluckt und ratlos« hat ein interdisziplinäres Team zwei Jahre lang intensiv zusammengearbeitet:

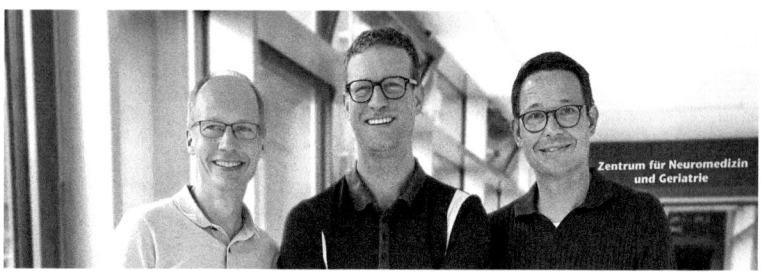

Von links nach rechts: Rainer Dziewas, Thomas Corrinth, Tobias Warnecke

Thomas Corrinth ist selbständig als Journalist, Kommunikationswissenschaftler und Autor in Essen. Seine große Leidenschaft: komplexe, ihm noch unbekannte (Wissenschafts-)Phänomene erkunden und allgemeinverständlich aufbereiten – wie die Schluckstörungen. Er arbeitet für Kunden in den Bereichen Gesundheit/Medizin, Bildung und regionale Wirtschaft, unter anderem ist er Chefredakteur des Wirtschaftsmagazins VIVID. Thomas Corrinth ist zudem Achtsamkeitstrainer und forscht im Bereich Achtsamer Journalismus.

Die Neurologen **Prof. Dr. med. Rainer Dziewas** und **Prof. Dr. med. Tobias Warnecke** sind Chefärzte am Klinikum Osnabrück. Seit über 20 Jahren arbeiten sie zum Thema Schluckstörungen eng zusammen – mit unterschiedlichen Spezialisierungen: Rainer Dziewas hat besondere Expertise in der Diagnostik und Therapie von Schlaganfall-Patient:innen, Tobias Warnecke in der Behandlung von Patient:innen mit Parkinson-Krankheit und anderen Bewegungsstörungen. Beide Experten engagieren sich in verschiedenen nationalen und internationalen Komitees zur Entwicklung von medizinischen Leitlinien, sind Vorsitzende oder Mitglieder in zahlreichen Fachgesellschaften und haben viele wissenschaftliche Artikel, Übersichtsarbeiten und Fachbücher verfasst.

Thomas Corrinth
Rainer Dziewas
Tobias Warnecke

Verschluckt und ratlos

Schluckstörungen erkennen,
verstehen und behandeln

Verlag W. Kohlhammer

Dieses Werk einschließlich aller seiner Teile ist urheberrechtlich geschützt. Jede Verwendung außerhalb der engen Grenzen des Urheberrechts ist ohne Zustimmung des Verlags unzulässig und strafbar. Das gilt insbesondere für Vervielfältigungen, Übersetzungen und für die Einspeicherung und Verarbeitung in elektronischen Systemen.

Pharmakologische Daten verändern sich ständig. Verlag und Autoren tragen dafür Sorge, dass alle gemachten Angaben dem derzeitigen Wissensstand entsprechen. Eine Haftung hierfür kann jedoch nicht übernommen werden. Es empfiehlt sich, die Angaben anhand des Beipackzettels und der entsprechenden Fachinformationen zu überprüfen. Aufgrund der Auswahl häufig angewendeter Arzneimittel besteht kein Anspruch auf Vollständigkeit.

Die Wiedergabe von Warenbezeichnungen, Handelsnamen und sonstigen Kennzeichen berechtigt nicht zu der Annahme, dass diese frei benutzt werden dürfen. Vielmehr kann es sich auch dann um eingetragene Warenzeichen oder sonstige geschützte Kennzeichen handeln, wenn sie nicht eigens als solche gekennzeichnet sind.

Es konnten nicht alle Rechtsinhaber von Abbildungen ermittelt werden. Sollte dem Verlag gegenüber der Nachweis der Rechtsinhaberschaft geführt werden, wird das branchenübliche Honorar nachträglich gezahlt.

Dieses Werk enthält Hinweise/Links zu externen Websites Dritter, auf deren Inhalt der Verlag keinen Einfluss hat und die der Haftung der jeweiligen Seitenanbieter oder -betreiber unterliegen. Zum Zeitpunkt der Verlinkung wurden die externen Websites auf mögliche Rechtsverstöße überprüft und dabei keine Rechtsverletzung festgestellt. Ohne konkrete Hinweise auf eine solche Rechtsverletzung ist eine permanente inhaltliche Kontrolle der verlinkten Seiten nicht zumutbar. Sollten jedoch Rechtsverletzungen bekannt werden, werden die betroffenen externen Links soweit möglich unverzüglich entfernt.

Illustrationen von Eva-Charlotte Vonhof

1. Auflage 2024

Alle Rechte vorbehalten
© W. Kohlhammer GmbH, Stuttgart
Gesamtherstellung: W. Kohlhammer GmbH, Stuttgart

Print:
ISBN 978-3-17-044334-1

E-Book-Formate:
pdf: ISBN 978-3-17-044335-8
epub: ISBN 978-3-17-044336-5

Inhaltsverzeichnis

Vorwort eines Journalisten 9

Vorwort 13

Teil I Was sind Schluckstörungen und wie entstehen sie?

1 **Dysphagie hat viele Gesichter** 21
   1.1 Auf einmal wirst Du wach und kannst nicht mehr richtig schlucken 21
   1.2 Die Vorboten: Kerne im Vollkornbrot 22

2 **Leitsymptome: Wie erkennt man Schluckstörungen?**   26

3 **Geschluckt wird in vier Phasen** 29
   3.1 Der Start im Mundraum: die orale Vorbereitungsphase 29
   3.2 Ab in den Rachen: die orale Transportphase 32
   3.3 »Point of no return«: die pharyngeale Phase 34
   3.4 Die Speiseröhre hinunter: die ösophageale Phase... 36

4 **Das Gefährliche an der Schluckstörung** 40

5 **Kommando: Schluck!** 44

6 **Schlucken im Laufe des Lebens** 47

Teil II Wie werden Schluckstörungen diagnostiziert und therapiert?

7	Diagnostik auf einen Blick	57
8	Therapie auf einen Blick	63

Teil III Wichtige Grunderkrankungen im Fokus

9	**Schlaganfall**		**71**
	9.1	Wichtiges auf einen Blick	71
	9.2	Betroffenen-Gespräch: Wie leichter Strom das Schlucken reaktiviert	74
10	**Morbus Parkinson**		**77**
	10.1	Wichtiges auf einen Blick	77
	10.2	EMST: Heimtraining für die Schluckmuskeln	80
11	**Exkurs: Schluckstörungen und Ernährung – Interview mit dem Geriatrie-Professor Dr. med. Rainer Wirth**		**82**
12	**Demenz**		**95**
	12.1	Wichtiges auf einen Blick	95
	12.2	Angehörigen-Gespräch: Wenn das Interesse für Jazz-Musik größer ist als für die eigenen Medikamente	97
13	**Multiple Sklerose (MS)**		**100**
	13.1	Wichtiges auf einen Blick	100
	13.2	Betroffenen-Gespräch: Wenn Schluckstörungen eine Nebenrolle spielen	101

14	**Exkurs: Schluckstörungen in der Speiseröhre – Interview mit dem Gastroenterologen PD Dr. med. Johannes Rey** 104
15	**Entzündliche Muskelerkrankungen am Beispiel der Einschlusskörperchenmyositis** 114
	15.1 Wichtiges auf einen Blick 114
	15.2 Betroffenen-Gespräch: Wie ein kleiner Ballon genussvolles Essen wieder möglich machte 116
16	**Myasthenia gravis** 119
	16.1 Wichtiges auf einen Blick 119
	16.2 Betroffenen-Gespräch: Ein Schlauch für die Blutwäsche, ein anderer für die Ernährung 121
17	**Exkurs: Schluckstörungen bei Trachealkanüle – Interview mit der Patholinguistin Dr. phil. Ulrike Frank** 124
18	**Funktionelle Dysphagien** 136

Zum Abschluss

Fazit eines Betroffenen: »Nie die Hoffung aufgeben!« 141

Nachwort eines Journalisten 146

Verzeichnisse

Ausgewählte Quellen 151

Hilfreiche Webseiten 153

Inhaltsverzeichnis

Glossar **155**

Stichwortverzeichnis **163**

Vorwort eines Journalisten

Ich hatte noch nie etwas von Schluckstörungen oder von dem Fachbegriff »Dysphagie« gehört, obwohl ich bereits seit einigen Jahren als Wissenschaftsjournalist täglich mit gesundheitlichen und medizinischen Themen zu tun habe. Körperfunktionen wie Verdauen oder Schlafen sind mir zum Beispiel bestens vertraut. Als ausgebildeter Achtsamkeitstrainer richte ich meine Aufmerksamkeit auch regelmäßig auf das Atmen. Aber Schlucken? Das war für mich bisher eine Körperfunktion, die selbstverständlich unbemerkt im Hintergrund abläuft und höchstens in den Vordergrund tritt, wenn man sich mal verschluckt – und die daher auch keiner weiteren Betrachtung bedarf. Bis ich Ende 2021 das erste Mal in Berührung kam mit dem Thema Schluckstörungen.

Beim Jahreskongress der Deutschen Gesellschaft für Geriatrie habe ich Professor Dziewas zu seiner Keynote-Vorlesung »Dysphagie im Alter« interviewt – so kam der erste Kontakt zustande. Während ich mich auf das Interview vorbereitete, hielt sich meine Begeisterung für das Thema ehrlich gesagt noch in Grenzen. »Aha, es gibt also medizinische Gründe, warum das Schlucken nicht mehr richtig funktioniert, und im Alter, wo Körperfunktionen nachlassen, wird das noch zu einem größeren Problem.«, war einer meiner ersten Gedanken. Im Laufe des Interviews mit Professor Dziewas änderte sich diese Einstellung sehr schnell. Er erklärte mir, wie faszinierend der Schluckvorgang ist, aber auch was alles beim Schlucken schieflaufen kann und dass dies zu lebensgefährlichen Lungenentzündungen oder auch zu einer Mangelernährung führen kann. Dass bestimmte Erkrankungen dafür sorgen, dass Betroffene nicht einmal mehr bemerken, wenn sie sich verschlucken, weil der natürliche Hustenreflex ausfällt. Dass rund fünf Millionen Menschen – darunter auch viele Jüngere – allein in Deutschland Schluckstörungen haben. Welche sozialen Folgen bis hin zur totalen Isolation von der Außenwelt damit einhergehen können. Wie wenig man selbst in der Fachwelt bislang darüber weiß und deswegen Diagnosen und Therapien ausbleiben oder oft sehr spät zum Zuge kommen. Das machte mich zunehmend sprachlos. Gleichzeitig bauten sich zwei Fragen immer mächtiger auf: Warum gibt es darüber noch so viel Unwissenheit, vor allem in der Öffentlichkeit? Wie kann man das ändern? Ich schlug Professor Dziewas spontan nach dem Interview vor, dass wir vielleicht gemeinsam, zusammen mit seinem langjährigen Kollegen Professor Warnecke, ein populärwissenschaftliches Buch darüber verfassen könnten.

Gesagt, getan. Im Herbst 2021 fingen wir unser Gemeinschaftsprojekt an, noch mitten in der Corona-Pandemie. Ich las mich intensiv in die Fachliteratur ein, tauschte mich in wöchentlichen Zoom-Meetings mit den beiden Neurologie-Professoren darüber aus und tauchte immer tiefer in das Thema ein. Sukzessive arbeiteten wir uns gemeinsam Kapitel für Kapitel voran. Als es die Pandemie-Situation wieder zuließ, besuchte ich auch mehrere Male das Dysphagiezentrum Münster-Osnabrück. Dort erlebte ich live Untersuchungen, bei denen Patient:innen zum Beispiel per Videoendoskopie ihre eigenen Schluckprobleme sehen konnten und führte Gespräche mit Betroffenen und Angehörigen. Die Betroffenen litten bspw. an den Folgen eines Schlaganfalls, an Parkinson, ALS, Multipler Sklerose, oder auch selteneren Erkrankungen, die das Schlucken stark beeinträchtigen können. Ich lernte Menschen kennen, die fast 20 Jahre ohne Diagnose lebten und sehr verzweifelt waren. Menschen, die das Schlucken wieder komplett neu lernen mussten. Menschen, die die Tabletten, die ihnen eigentlich helfen sollen, an schlechten Tagen nicht einnehmen können. Und Menschen, die nach einer adäquaten Behandlung endlich wieder richtig essen und trinken können – und das Leben wieder genießen. Faszinierend und ziemlich lehrreich fand ich auch die Expert:innen-Interviews, die ich mit einem Geriater, einer Patholinguistin und einem Gastroenterologen führen durfte – sie verschafften mir noch einmal ganz neue Perspektiven auf die Dysphagie. Einblicke in all diese spannenden und teils berührenden persönlichen Gespräche und Interviews werden Sie im Laufe dieses Buches erhalten. Die Patient:innen haben wir bewusst anonymisiert.

Bei der Visualisierung des Textes hat uns die junge Illustratorin Eva-Charlotte Vonhof tatkräftig unterstützt. Ihre Zeichnungen bringen die Inhalte nicht nur anschaulich, fantasievoll und spielerisch auf den Punkt, sondern transportieren darüber hinaus auch eine große Bandbreite an Emotionen, die mit dem Thema Dysphagie einhergehen. Das Resultat unserer Gemeinschaftsarbeit halten Sie nun in Händen. Ich bin mir sicher, dass Sie das Phänomen Schlucken danach durch eine ganz andere Brille sehen werden. Viel Freude, Motivation und Inspiration beim Lesen!

Essen, im Sommer 2024
Thomas Corrinth

Vorwort

Warum Sie dieses Buch zu Rate ziehen, kann verschiedene Gründe haben. Vielleicht haben Sie selbst seit einiger Zeit Schluckstörungen, im Fachjargon »Dysphagie« genannt. Das Essen oder Trinken funktioniert nicht mehr so wie früher, vielleicht auch nur bei bestimmten Lebensmitteln. Sie verschlucken sich regelmäßig, müssen zum Beispiel husten, sich räuspern oder nachschlucken und Ihre Mahlzeiten dauern länger als früher. Gegebenenfalls haben Sie auch schon einen langen, bisher erfolglosen Behandlungs-Marathon hinter sich und meiden mittlerweile öffentliche Feiern und Restaurantbesuche, weil Ihnen Ihre Situation so unangenehm ist. Oder Sie selbst sind gar nicht betroffen, sondern kennen jemanden, der solche Probleme hat und Hilfe sucht. Vielleicht gibt es auch eine berufliche Motivation: Sie sind ärztlich, therapeutisch oder pflegerisch tätig und möchten sich tiefergehend über das Phänomen Dysphagie informieren. Eventuell suchen Sie als Lehrkraft nach praktischer Literatur zum Thema, um Ihren Fachunterricht zu bereichern. Oder Sie sind einfach ein wissbegieriger Mensch, der sich für aktuell besonders relevante medizinische Themen interessiert und sich fragt, wie überhaupt der Bereich direkt oberhalb unseres Darmes funktioniert und was dort alles Faszinierendes passiert, aber auch schiefgehen kann. Schließlich gibt es allein in Deutschland rund fünf Millionen Betroffene mit Dysphagie, in ganz unterschiedlichen Formen bis hin zu lebensgefährlichen Ausprägungen. Diese Zahl wird in unserer alternden Gesellschaft noch weiter zunehmen, mit gravierenden Folgen für das Gesundheitswesen. Für all diese Beweggründe wurde dieser Ratgeber geschrieben.

In einem interdisziplinären und multiprofessionellen Dysphagiezentrum wie zum Beispiel bei uns in Münster-Osnabrück wird die klinische und gesellschaftliche Relevanz von Schluckstörungen jeden Tag sehr deutlich. Betroffene aus dem gesamten deutschsprachigen Raum kommen mit sehr unterschiedlichen Krankengeschichten in solche Zentren – und häufig mit jahrelangen, bislang erfolglosen Diagnose- und Behandlungs-Odysseen. Das zeigt leider auch, dass die Relevanz des Themas noch nicht ausreichend erkannt wurde und noch zu wenig finanzielle Mittel für eine adäquate Versorgung von Schluckstörungen zur Verfügung gestellt werden. Dabei können Schluckstörungen meistens gut behandelt werden – vor allem in solchen spezialisierten Zentren, wo alle relevanten Expert:innen Hand in Hand zusammenarbeiten. Mit diesem Buch möchten wir dazu beitragen, dass noch mehr Menschen von einer fachgerechten Diagnose und Behandlung der Dysphagie profitieren und ein möglichst gutes Leben führen können. Wir sind überzeugt: Wenn ein größeres öffentliches Interesse und auch Verständnis für Schluckstörungen geschaffen werden, dann kann diese Volkskrankheit jetzt und in Zukunft besser erkannt und behandelt werden.

Beim Verfassen dieses Buches war uns vor allem wichtig, eine persönliche und anschauliche Perspektive auf das Thema zu richten. Deswegen bereiten wir nicht nur Fachwissen und einige Kuriositäten allgemeinverständlich auf (Wussten Sie zum Beispiel, was Schluckstörungen mit einem Herzinfarkt zu tun haben oder ob Säuglinge gleichzeitig atmen und schlucken können?). Wir lassen darüber hinaus auch zahlreiche Betroffene und Angehörige sowie Expert:innen über ihre Erfahrungen und ihr Wissen berichten und setzen viele Illustrationen zum besseren Verständnis ein. Weil Schluckstörungen mit ganz unterschiedlichen Grunderkrankungen einhergehen können, war es uns ebenso wichtig, eine möglichst große Bandbreite an krankheitsspezifischen Schluckstörungen abzubilden – mit einem Schwerpunkt auf neurologischen Grunderkrankungen. Dementsprechend besteht dieser Ratgeber aus drei aufeinander aufbauenden Teilen: Teil 1 (Kapitel 1–6) vermittelt Ihnen, was Dysphagie ist und wie sie entsteht. Dabei nehmen wir Sie mit auf eine spannende und hoffentlich lehrreiche Reise durch Mund, Rachen, Speiseröhre und ins Gehirn. Mit diesem Wissen im Gepäck können Sie in Teil 2 und Teil 3 (Kapitel 7–18) dann vertiefend erfahren, wie Schluckstörungen, auch vor dem Hintergrund von verschiedenen Grunderkrankungen, diagnostiziert und therapiert werden können.

Vorwort

▶ Kap. 1 macht Ihnen direkt eindrucksvoll bewusst, wie vielfältig Dysphagie ist – anhand zweier sehr unterschiedlicher Patient:innen-Geschichten. In ▶ Kap. 2 stellen wir die Leitsymptome vor, die auf eine Schluckstörung hindeuten können. Die nächsten Kapitel dienen dem Verständnis, was bei Schluckstörungen im Körper falsch läuft. ▶ Kap. 3 stellt dafür zunächst die vier Schluckphasen dar – im gesunden und im kranken Zustand. In ▶ Kap. 4 geht es um das Gefährliche an der Schluckstörung: die Aspiration, also das Eindringen von Material in die Atemwege, sowie das Problem, nicht mehr effizient schlucken zu können. ▶ Kap. 5 konzentriert sich auf die Vorgänge, die beim Schlucken im Gehirn ablaufen. Abschließend soll ▶ Kap. 6 verdeutlichen, wie sich diese physiologischen Grundlagen für das Schlucken im Laufe des Lebens verändern und Schluckstörungen in jedem Alter auftreten können. Im Seniorenalter können sie auch ohne zusätzliche Krankheit zum Problem werden.

In ▶ Kap. 7 geben wir einen Überblick über alle gängigen Diagnose-Tools und ▶ Kap. 8 fasst die wichtigsten Therapie-Bausteine zusammen. Danach konzentrieren wir uns auf wichtige Grunderkrankungen, die mit Dysphagie einhergehen, und beleuchten einzelne Dysphagie-spezifische Besonderheiten in Expert:innen-Interviews.

Mit der häufigsten Grunderkrankung, dem Schlaganfall, starten wir in ▶ Kap. 9. In einem Gespräch berichtet ein Patient von seinen positiven Erfahrungen mit einer elektrischen Stimulation des Rachens. ▶ Kap. 10 nimmt die Parkinson-Krankheit genauer in den Blick. Ein spezielles Heimtraining, mit dem Betroffene effektiv ihre Schluckmuskeln trainieren können, wird vorgestellt. Im anschließenden Interview (▶ Kap. 11) rückt der Geriatrie-Professor Rainer Wirth das für die Dysphagie-Therapie so bedeutende Ernährungsmanagement mit all seinen Facetten in den Fokus. Unter anderem geht es dabei um das große Problem Mangelernährung, die Bedeutung von Mundhygiene und die wichtige Rolle von Angehörigen.

Letztere sind oft besonders gefordert im Umgang mit Demenz-Erkrankten – das Thema von ▶ Kap. 12. Wie Angehörige insbesondere die Tabletteneinnahme unterstützen können, zeigt ein Gesprächsauszug. Auch Menschen mit Multipler Sklerose (MS), die häufig bereits im jungen Alter auftritt, haben oft Schluckstörungen. ▶ Kap. 13 befasst sich mit diesem Krankheitsbild. In dem Betroffenen-Gespräch geht es darum, welchen Stellenwert Dysphagie für eine Patientin mit schwerer MS haben kann.

Vorwort

Wenn Schluckstörungen die Speiseröhre betreffen, kommt auch die Gastroenterologie zum Einsatz: Im Interview (▶ Kap. 14) erklärt PD Dr. med. Johannes Rey unter anderem, mit welchen Diagnose-Verfahren dort gearbeitet wird und wie die Therapie von typischen Erkrankungen wie Reflux, Achalasie, Zenker-Divertikel und eosinophile Ösophagitis aussieht. ▶ Kap. 15 konzentriert sich auf eine seltene entzündliche Muskelerkrankung, die sich oft auch durch Schluckstörungen äußert: die Einschlusskörperchenmyositis, kurz IBM (Inclusion body myositis). Ein Betroffener berichtet, wie ein kleiner Ballon in seiner Speiseröhre dafür gesorgt hat, dass er heute wieder genussvoll essen kann. Auch die Muskelschwäche Myasthenia gravis, von der ▶ Kap. 16 handelt, ist eine Krankheit, die schwere Schluckstörungen zur Folge haben kann oder sich sogar erst dadurch manifestiert. Therapeutisch hilfreich sein kann hier eine Blutwäsche – wie die abläuft und wie ein Patient das Verfahren erlebt hat, erfahren Sie im Anschluss. Menschen mit besonders schwerer Dysphagie atmen häufig über eine Trachealkanüle (TK). Die Patholinguistin Dr. Ulrike Frank erklärt in ▶ Kap. 17 anschaulich, wie zum Beispiel eine Dysphagie-Therapie und ein TK-Management zusammen erfolgreich funktionieren können, wie Sprechen und Ernähren unter diesen Voraussetzungen möglich sind und wie Betroffene wieder von der TK entwöhnt werden können.

Manchmal kommt es auch vor, dass Schluckstörungen keine körperlichen, sondern seelische Ursachen haben: Mit dem Globus pharyngis, dem »Kloß-im-Hals-Gefühl« und der Phagophobie, der Angst vor dem Verschlucken, beschäftigen wir uns in ▶ Kap. 18. Einen eindrucksvollen Abschluss dieses Buches bildet ein Betroffenen-Interview mit einer wichtigen Botschaft: »Nie die Hoffnung aufgeben!«

In diesem Sinn hoffen wir, dass unser Buch Betroffene und Angehörige auch dabei unterstützt, besser informiert zu sein, ihnen dadurch Ängste nehmen zu können und sie dazu zu motivieren, den jeweils richtigen Behandlungsweg zu finden bzw. bestmöglich mit den Schluckstörungen umzugehen. Vielleicht ist das Buch auch ein Motivator, endlich den Weg zum Hausarzt oder zur Fachärztin anzutreten. Darüber hinaus haben wir Ihnen am Ende des Buches wichtige Kontaktadressen zusammengestellt, über die Sie fachliche Beratung oder den Austausch mit anderen Betroffenen bekommen können. Fachleuten und Multiplikator:innen wollen wir mit unserem Buch einen wertvollen, aktuellen Überblick an die Hand geben, um das Wissen über Dysphagie weiterzugeben und seine Relevanz deutlich zu machen. Denn Fakt ist: Schluckstörungen sind häufig gut behandelbar – es braucht aber mehr Wissen darüber!

Wir wünschen Ihnen eine aufschlussreiche Lektüre und allzeit gutes Schlucken!

Osnabrück, im Sommer 2024
Thomas Corrinth, Rainer Dziewas und Tobias Warnecke

# Teil I Was sind Schluckstörungen und wie entstehen sie?

1 Dysphagie hat viele Gesichter

1.1 Auf einmal wirst Du wach und kannst nicht mehr richtig schlucken

In einem Gespräch mit Thomas Corrinth erläutert Zredka S.:

»In meinem Badezimmer wurde ich eines Morgens plötzlich ohnmächtig und fiel auf den harten Fliesenboden. Einfach so, ohne irgendwelche vorherigen Anzeichen, dass es mir nicht gut geht. Eine Freundin fand mich glücklicherweise rechtzeitig auf und rief einen Rettungswagen. Nach mehreren Tagen unter künstlicher Beatmung wachte ich im Krankenhaus auf – in einer sogenannten Stroke Unit, einer auf Schlaganfall spezialisierten Station. Nachdem ich im Bett liegend für einige Sekunden meine neue Umgebung erfasst hatte, stellte ich entsetzt fest: »Ich kann nicht mehr richtig schlucken!« Nicht mal meinen eigenen Speichel konnte ich herunterschlucken, ständig musste ich husten oder würgen. Ich klingelte nach der Krankenschwester, die kam und mir erklärte: »Sie hatten einen Hirnstamm-Infarkt und der hat eine Schluckstörung verursacht.« Der lädierte Hirnstamm steuert unter anderem das Schlucken – und das war nun »fehlprogrammiert«. Damit ich trotzdem ausreichend Nahrung und Flüssigkeit zu mir nehmen konnte, habe ich eine Magensonde bekommen – einen Schlauch, der über meine Nase bis in den Magen reicht. Zu diesem Zeitpunkt war klar: Bis ich zum Beispiel wieder ein Schnitzel essen kann, wird es noch lange dauern. Das vermeintlich Selbstverständliche – vom Kauen bis zum Schucken – musste ich komplett neu lernen.«

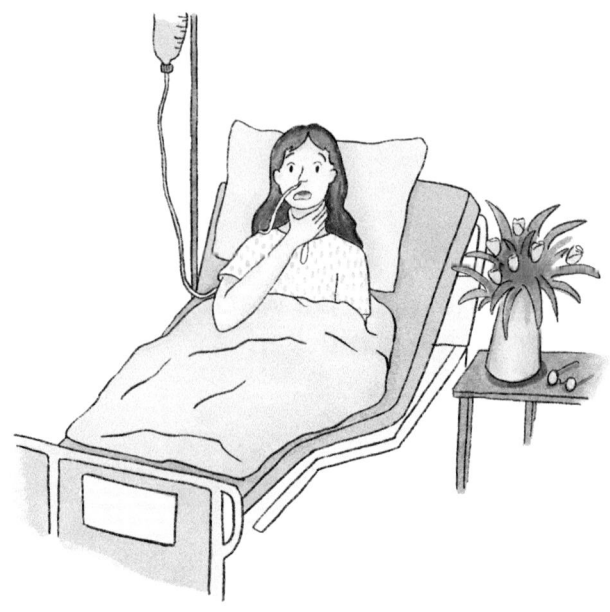

1.2 Die Vorboten: Kerne im Vollkornbrot

In einem anderen Gespräch erzählt Adolf U.:

»Die ersten Vorboten meiner langen Leidensgeschichte sind kleine, unscheinbare Kerne. Sie stecken in dem leckeren Vollkornbrot, das ich so gerne aß. Im Jahr 2017, da war ich 68 Jahre alt, fiel es mir immer schwerer, sie herunterzuschlucken – irgendetwas sträubte sich einfach dagegen, die glatten Kerne in meine Speiseröhre zu befördern. Selbst mit viel Flüssigkeit, die ich dazu trank, funktionierte es nicht. Also stieg ich schweren Herzens auf einfaches Toastbrot um. Das schmeckt mir zwar bei weitem nicht so gut, hat aber keine Kerne und ist schön weich –

gut zu schlucken eben. Langsam und schleichend kamen in den nächsten Monaten und Jahren immer weitere Lebensmittel dazu, die mir Probleme bereiteten. Den geliebten Streuselkuchen, den meine Frau für mich backte, bekam ich auch nicht mehr herunter. Einfach zu trocken. Noch ein paar Monate später war selbst ein weichgekochtes Ei nicht mehr normal zu schlucken. Oft half dann nur noch Ausspucken – ein Schüsselchen habe ich mir dafür vorsorglich schon immer bereitgestellt. Manchmal verirrte sich das Essen auch in meinen Nasenraum, sodass ich mir auf der Toilette die Nase ausspülen musste. Die ganzen Umstände waren mir so unangenehm, dass ich Familienfeiern, Restaurantbesuche oder öffentliche Veranstaltungen irgendwann komplett mied. Mein Sozialleben verkleinerte sich ausschließlich auf meine Familie, die genauso ratlos war wie ich, was hinter dem Problem stecken könnte.

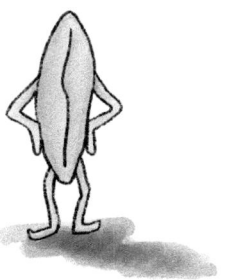

Ich konsultierte zahlreiche Ärzt:innen, die mich ausgiebig untersuchten. Sie machten zum Beispiel MRT-Bilder, schickten Endoskope in meine Speiseröhre – aber fanden keine klare Ursache für die Schluckstörung: Magen in Ordnung, Speiseröhre in Ordnung, Kehlkopf in Ordnung, keine Geschwüre. Mittlerweile standen hauptsächlich Suppen und Pudding auf meinem Speiseplan, denn andere Nahrungsmittel bekam ich einfach nicht mehr herunter. Ich wurde körperlich immer schwächer, hatte zum Beispiel kaum noch Kraft in den Oberarmen. In einem halben Jahr verlor ich drastisch an Gewicht: von 148 auf 82 Kilo! Ende 2020 kollabierte ich in meiner Wohnung und mein Sohn brachte mich ins städtische Uniklinikum. Dort erhielt ich eine Magensonde, die mich mit wichtigen Nährstoffen versorgte. Anfang 2021 musste ich dann an der Lunge operiert werden: Durch die Schluckprobleme waren Bakterien in meine Atemwege gelangt und hatten dort eine schwere Entzündung ausgelöst. Mit Antibiotika und einer Inhalationstherapie im Anschluss heilte die Lunge wieder. Das Schluckproblem war aber immer noch da. Die Ursache für meine Schluckstörung war zu diesem Zeitpunkt, rund vier Jahre nach meinen ersten Problemen mit den Vollkornbrotkörnern, immer noch nicht klar.«

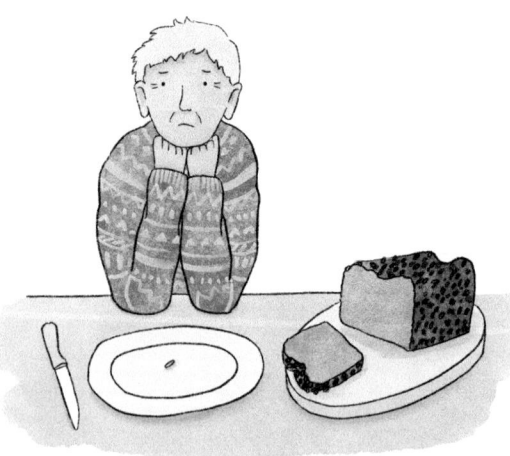

Adolf U. hat eine jahrelange Leidensgeschichte hinter sich, ohne die genaue Ursache für seine Schluckstörung zu kennen. Bei Zredka S., die von heute auf morgen aus dem Leben gerissen wird, ist die Ursache eindeutig. Das sind nur zwei persönliche Dysphagie-Geschichten von sehr vielen in Deutschland. Aber zwei, die eine erste Idee davon geben können, wie vielfältig Schluckstörungen sind und wie leidvoll oft der Weg bis zur richtigen Diagnose und zur erfolgreichen Behandlung ist. Beide Personen werden uns im Laufe des Buches weiterbegleiten. Andere Betroffene mit teils sehr bewegenden und abenteuerlichen Vorgeschichten und anderen Krankheitsbildern werden hinzukommen. Über diese persönlichen Geschichten in Kombination mit verständlich aufbereitetem Expert:innenwissen bekommt das vielfältige Phänomen Schluckstörungen immer mehr Kontur für Sie.

2 Leitsymptome: Wie erkennt man Schluckstörungen?

Schluckstörungen sind im Alltag nicht unbedingt so leicht zu erkennen wie bei Zredka S. mit dem Hirnstamm-Infarkt. Sie werden häufig erst relativ spät behandelt, aus ganz unterschiedlichen Gründen. Zum Beispiel, weil anfangs meist gar keine speziellen Symptome auftreten, bekommt die betroffene Person zunächst nichts von ihrer Schluckstörung mit. Oder sie erkennt offensichtliche Hinweise nicht als solche. Möglicherweise verdrängt oder bagatellisiert sie die Symptome auch. Oder sie sind ihr durchaus bewusst, aber sie kann sie nicht klar kommunizieren – was wiederum die Diagnose erschwert. Dabei gilt wie so häufig auch hier: Je früher das Problem erkannt wird, desto besser kann es behandelt werden. Das Wissen um die Leitsymptome einer Schluckstörung ist also enorm wichtig. Diese können, abhängig von der Ausprägung und Art der Störung, ziemlich unterschiedlich aussehen. Die wichtigsten Leitsymptome haben wir nachfolgend für Sie zusammengefasst:

> **Checkliste: Welche Leitsymptome einer Schluckstörung habe ich?**
>
> 1. Ich muss beim oder nach dem Essen oder Trinken regelmäßig husten.
> 2. Ich muss mich beim oder nach dem Essen oder Trinken regelmäßig räuspern oder meine Stimme ist belegt.
> 3. Ich verschlucke mich oft beim Essen oder Trinken.
> 4. Ich muss beim Essen oder Trinken häufiger nachschlucken, weil ich das Gefühl habe, dass das zu schluckende Material im Hals steckenbleibt.

5. Beim oder nach dem Essen oder Trinken verspüre ich häufig ein Druckgefühl oder Schmerzen im unteren Halsbereich oder hinter dem Brustbein.
6. Beim Essen oder Trinken läuft mir gelegentlich unabsichtlich etwas aus dem Mund oder gelangt in die Nase.
7. Ich benötige insgesamt mehr Zeit zum Essen als früher.
8. Nach dem Kauen habe ich häufig noch Essensreste im Mundraum.
9. Ich habe in der letzten Zeit ungewollt Gewicht verloren.
10. Ich verzichte seit längerem auf bestimmte Nahrungsmittel, die ich eigentlich gerne mag. Das hat womöglich mit deren Konsistenz zu tun (z. B. zu hart, zu bröselig).
11. Ich habe häufig Atemwegsinfektionen.
12. Ich habe häufig ein Fremdkörpergefühl im Hals.

Wenn Sie eines oder sogar mehrere dieser Symptome bei sich oder einer anderen Person feststellen, könnte es sich um eine Schluckstörung handeln. In diesem Fall empfehlen wir einen Check durch Hausärzt:innen. Die Lektüre dieses Buches hilft Ihnen – auch als nichtbetroffener Mensch – zusätzlich, Schluckstörungen in ihrer Gesamtheit besser zu verstehen. Sowohl für den privaten als auch für den beruflichen Kontext bekommen Sie so ein immer besseres Bild dieses vielschichtigen Phänomens, auch um zukünftig aufgeklärter damit umgehen zu können. Denn Dysphagie hat, wie gesagt, viele Gesichter.

Teil I Was sind Schluckstörungen und wie entstehen sie?

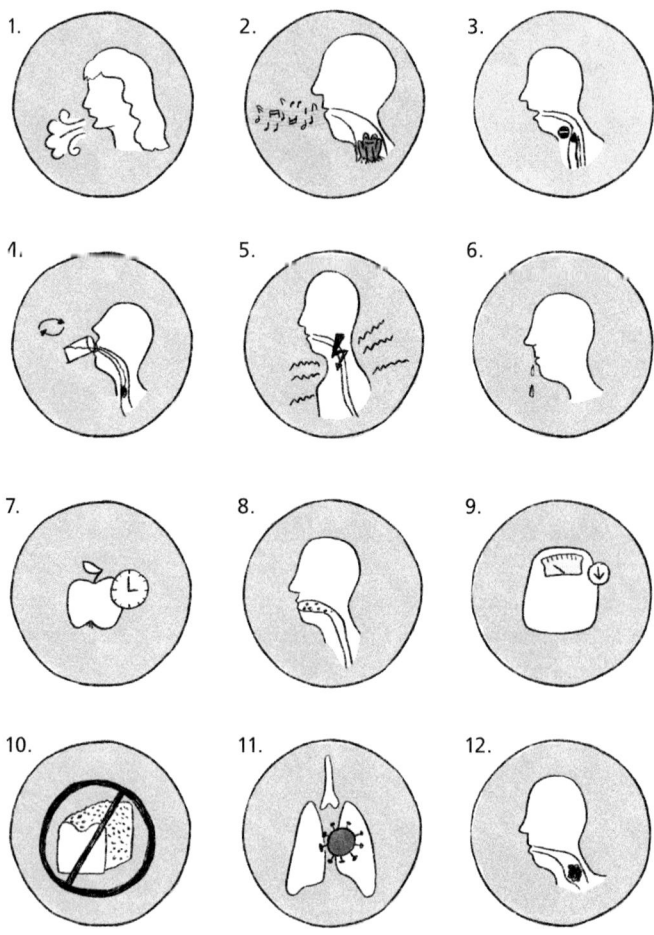

3 Geschluckt wird in vier Phasen

3.1 Der Start im Mundraum: die orale Vorbereitungsphase

Wann ist ein Stück Fleisch »fertig« gekaut? Woher weiß der Körper, wie viel Speichel dafür nötig ist? Warum beißt man sich dabei nicht ständig auf die Zunge? Und wie bringt die Zunge die Nahrung oder Flüssigkeit in eine schluckgerechte Portionsgröße? Bei genauer Betrachtung ist allein schon die *orale Vorbereitungsphase, die erste von vier Phasen des Schluckaktes*, ein großes Faszinosum (▶ Abb. 3.1). Was im Alltag meist wie von selbst abläuft, gleicht einem sensomotorischen Hochleistungssport. Aber eins nach dem anderen.

Sobald Sie Ihren Kiefer öffnen, um Nahrung oder Flüssigkeit aufzunehmen, hat das bereits Auswirkungen auf andere Bereiche: Ihre Zunge senkt sich und die Muskeln Ihrer Wangen und Ihres Mundbodens spannen sich an, ein Unterdruck entsteht. Dadurch werden sowohl das zu schluckende Material als auch Speichel aus verschiedenen Drüsen angesogen. Dann wird dicht gemacht: Damit nichts zu früh in den Rachen (Pharynx) entgleitet, senkt sich das Gaumensegel (Velum palatinum) und schließt gemeinsam mit der Zunge die Mundhöhle nach hinten ab. Vorne sorgt der feste Lippenschluss dafür, dass nichts aus dem Mund herausläuft. Geatmet wird nun ausschließlich durch die Nase. Spezielle Rezeptoren auf Ihrer Zunge analysieren ganz genau: Welche Größe, Form, Konsistenz und Temperatur hat das, was da verarbeitet werden soll? Ist es überhaupt genießbar? Wenn ja, startet die Produktion von weiterem Speichel sowie Magensaft und die Kaumaschinerie kann loslegen.

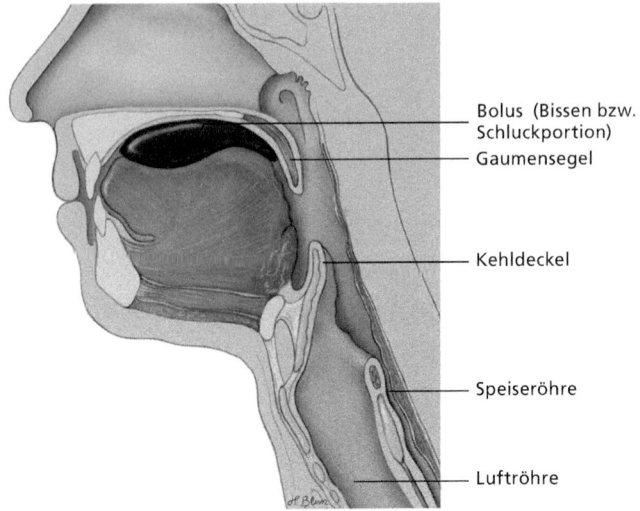

Abb. 3.1: Orale Vorbereitungsphase (modifiziert nach Warnecke und Dziewas 2018, S. 23, © Heike Blum, Universitätsklinikum Münster)

Während feste Nahrung nur mithilfe Ihrer Mahlzähne zerrieben werden kann, lässt sich weichere Nahrung auch zwischen Zunge und Gaumen zerdrücken. Die Zunge befördert das Speisematerial dabei immer wieder auf die Kauflächen zurück und durch den erhöhten Wangendruck auf der Kauseite können keine nennenswerten Reste in die Wangentaschen entkommen und sich dort ungewollt ansammeln. Auch wenn die grundlegenden Mahlbewegungen des Kiefers bei allen Menschen gleich sind, ist das Kauen eine höchst individuelle Angelegenheit: Wie oft und wie schnell eine Person kaut, bevor sie schluckt, kann ziemlich unterschiedlich sein. Haben Sie sich zum Beispiel schon mal gefragt, ob Sie eher ein Links-Kauer oder eine Rechts-Kauerin sind?

3 Geschluckt wird in vier Phasen

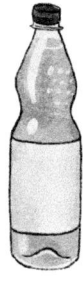 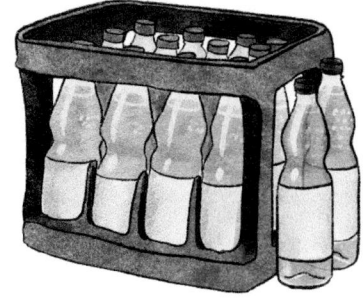

Speichelproduktion an einem Tag

Speichelproduktion in zwei Wochen

Starke Unterstützung bei der Arbeit bekommen Ihre Kauwerkzeuge vom Speichel, von dem Sie täglich zwischen 1 und 1,5 Liter produzieren. Er macht die Nahrung gleitfähiger, zerlegt sie mithilfe von Enzymen und sorgt obendrein für einen normalen pH-Wert im Mund. Dass man sich bei der oralen Vorbereitungsphase nicht ständig in die eigene Zunge oder in die Wangen beißt, liegt an den sensomotorischen Kontrollmechanismen: Zahlreiche Rezeptoren geben ständiges Feedback an das Gehirn, ob denn auch alles korrekt abläuft, zur Not wird nachjustiert. Wenn der Happen schließlich die richtige breiige Konsistenz erreicht hat, formt die wendige Zunge einen sogenannten Bolus, eine schluckbare Portion, und umschließt diesen. Das Volumen eines Bolus variiert abhängig von seiner Konsistenz. Grundsätzlich kann man sagen: Je fester er ist, desto kleiner. Was durchaus lebensrettend sein kann, falls etwas in die Luftröhre gelangt. Bei Flüssigkeiten, die nicht in dieser Komplexität vorbereitet werden müssen, lässt sich das Bolusvolumen recht gut eingrenzen – man geht von durchschnittlich 20 Milliliter pro Schluck aus. Die gesamte orale Vorbereitungsphase können Sie übrigens bewusst und willentlich steuern, also jederzeit abbrechen oder ändern. Das ist bei späteren Schluckphasen nicht mehr möglich.

Bereits in dieser ersten Phase des Schluckvorgangs kann eine Menge schiefgehen, wie Sie in der Checkliste im vorherigen Kapitel sehen können: Nahrungs-

mittel können unbeabsichtigt aus dem Mund austreten oder in den Rachen rutschen. Häufig hat dies neurologische Ursachen, etwa nach einem Schlaganfall. Die Kau-, Zungen- oder Gesichtsmuskulatur kann dann beeinträchtigt sein und Sensibilitätsstörungen können auftreten. Gesunde Menschen bekommen in etwa eine Vorstellung davon, wie das für Betroffene ist, wenn sie zum Beispiel an einen Zahnarztbesuch denken: an die Situation, wenn nach einer betäubenden Spritze etwas Speichel aus dem Mund oder nach hinten in den Rachen läuft.

3.2 Ab in den Rachen: die orale Transportphase

Zurück zum Normalfall. Willentlich zumindest beeinflussbar ist die anschließende *orale Transportphase, die zweite der vier Schluckphasen* (▶ Abb. 3.2) Sie verläuft deutlich schneller als Phase 1 – in weniger als einer Sekunde. Für den oralen Transport gibt es zwei mögliche Ausgangspositionen. Bei »Schneidezahntypen«, die rund 95 Prozent der gesunden Erwachsenen ausmachen, legt sich die Zunge samt Bolus zunächst hinter den oberen Schneidezähnen ab. Die seltener auftretenden »Schöpflöffeltypen« positionieren den Bolus dagegen im vorderen Mundboden unter der Zunge – um ihn dann für den weiteren Transport auf den Zungenrücken zu schöpfen. (Schon herausgefunden, welcher Typ Sie sind?) Ihre Zunge lässt in der oralen Transportphase alle Muskeln spielen: Ihre inneren Muskeln ändern die Zungenform, Ihre äußeren Muskeln bewirken eine andere Lage im Mundraum. Wie eine nach hinten kippende Rampe befördern sie in wellenartigen Bewegungen den Bolus sicher am harten Gaumen entlang Richtung mittlerer Rachen. Die Zungenmitte bildet dabei eine Furche, deren Tiefe durch das Bolusvolumen bestimmt wird. Ihre Kiefer und Ihre Lippen sind währenddessen geschlossen und Ihre Wangen und der Mundboden stehen wie gehabt unter Druck. Das Gaumensegel hebt sich, um den Verschluss des Nasenrachens vorzubereiten, damit sich nichts in die Nase verirren kann.

Auch während dieses kurzen Transports stellen hochsensible Rezeptoren in den Muskeln, Gelenken und Schleimhäuten einen reibungslosen Ablauf sicher. So bestimmt zum Beispiel die Bolusbeschaffenheit, in welcher Weise die Kaumuskeln das Kiefergelenk stabilisieren müssen. Insofern ist Schlucken immer auch perfektes Networking.

Der reibungslose Ablauf in dieser zweiten Phase ist zum Beispiel gestört, wenn die Zungenmuskulatur nicht so arbeitet wie sie arbeiten sollte, was beim Morbus Parkinson oder Muskelerkrankungen passieren kann. Als Folge bleiben nach dem Schlucken Bolusreste übrig – in den Wangentaschen oder im vorderen Rachenbereich zum Beispiel. In der Checkliste in ▶ Kap. 2 ist dieses Symptom einer Schluckstörung unter Punkt 8 aufgeführt.

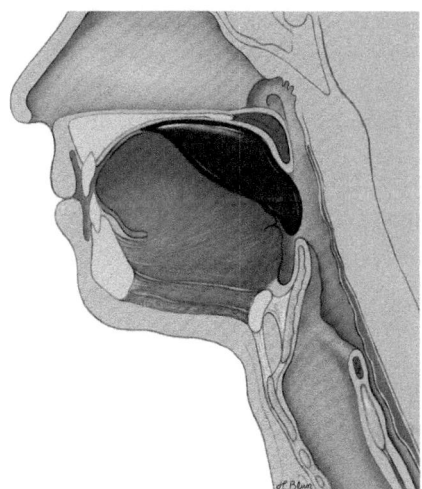

Abb. 3.2: Orale Transportphase
(modifiziert nach Warnecke und Dziewas 2018, S. 23, © Heike Blum, Universitätsklinikum Münster)

3.3 »Point of no return«: die pharyngeale Phase

Beim gesunden Schluckakt markiert der Schluckreflex den Beginn *der dritten, der pharyngealen Phase* (▶ Abb. 3.3). Das ist der kritischste Zeitpunkt des Schluckakts, quasi der »Point of no return«: Mit Auslösen des Schluckreflexes entzieht sich das Schlucken endgültig Ihrer willentlichen Steuerung. Selbst wenn Sie sich zuvor bewusst dazu entschieden haben, zu schlucken, läuft der Vorgang ab jetzt automatisch ab. Bei jüngeren Menschen wird der Schluckreflex ausgelöst, wenn der Bolus den vorderen Gaumenbogen passiert. Bei älteren Menschen kommt dieser Punkt ein kleines bisschen später, am Zungengrund oder an der Vorderseite des Kehldeckels (Epiglottis). Was den Reflex an diesen Körperstellen letztendlich genau auslöst und welche sensible Schwelle dafür überschritten werden muss, ist wissenschaftlich noch nicht komplett geklärt. Man vermutet dahinter ein Zusammenspiel aus vielen sensorischen Informationen wie etwa Berührung, Druck und Temperatur des Bolus.

Wurde dieser »Point of no return« überschritten, startet Ihr Körper ein regelrechtes Feuerwerk an Aktionen, die nahezu zeitgleich ablaufen. Damit das Schluckmaterial den richtigen Weg einschlägt, schützt Ihr Körper zunächst die oberen Atemwege. Dafür hebt sich das Gaumensegel noch ein Stückchen weiter und dichtet den Nasenrachenraum komplett ab. Ihre Atmung kommt für einen Moment zum Stillstand. Mit einer schnellen Rückwärtsbewegung drückt Ihre Zunge den Bolus in den unteren Rachen. Parallel hebt sich das Zungenbein, ein bogenförmiger Knochen oberhalb des Kehlkopfes (Larynx), und zieht diesen einige Zentimeter nach oben und vorne. Diese Bewegung des Kehlkopfes ist auch gut äußerlich zu erkennen und zu ertasten. Dadurch wird der Rachenraum erweitert und die Schluckmenge kann, unterstützt durch Muskelkontraktionen des Rachens, weiterwandern. Damit auch die unteren Atemwege geschützt werden, fährt der Kehlkopf, das Eingangstor zu den Atemwegen, ein ausgeklügeltes Sicherheitsprogramm ab – quasi einen Dreifach-Airbag: Der Kehldeckel kippt nach hinten ab und auch die Stimmbänder und Taschenfalten machen dicht, so dass der Luftröhreneingang zuverlässig verschlossen wird. Deswegen kann man beim Schlucken auch nicht sprechen. Während beim Atmen das Gaumensegel herunter- und der Kehldeckel hochgestellt wird, ist es beim Essen und Trinken genau andersherum.

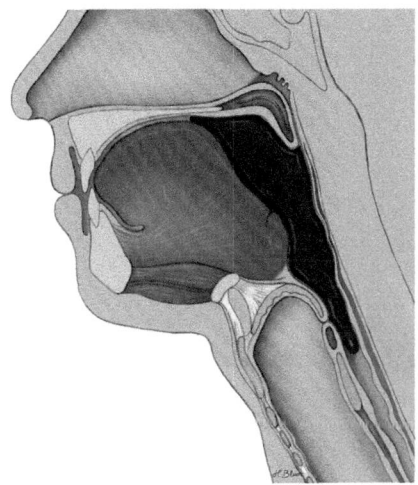

Abb. 3.3: Pharyngeale Phase
(modifiziert nach Warnecke und Dziewas 2018, S. 23, © Heike Blum, Universitätsklinikum Münster)

Eine prominente Rolle in dieser Schluckphase spielt ein bestimmter Schließmuskel mit einem etwas sperrigen Namen: der obere Ösophagussphinkter (oÖS), auch als pharyngoösophageales Segment (PÖS) bezeichnet. Am Eingang der Speiseröhre (Ösophagus) sitzend, kann er sich durch die zuvor beschriebenen Aktionen offensichtlich gut entspannen – und leitet seine Öffnung ein. Weil dadurch ein Unterdruck entsteht, wird der Bolus wie von einer kräftigen Saugpumpe angezogen. Wenn der Bolus die Engstelle passiert hat, schließt sich der oÖS wieder ordnungsgemäß. Die gesamte pharyngeale Phase, von der wir hier nur einen kurzen Einblick geben können, dauert gerade einmal 0,7 Sekunden.

Wenn diese kritische dritte Schluckphase gestört ist, hat das natürlich auch Konsequenzen. Wenn zum Beispiel das Gaumensegel nicht komplett dicht macht, kann Schluckmaterial in den Nasenraum gelangen – das ist zwar ziemlich un-

angenehm, aber ungefährlich. Gefährlich werden kann es, wenn der Schluckreflex zum Beispiel erst etwas später ausgelöst wird als üblich. Dann kann es zu einer sogenannten Aspiration kommen: Geschlucktes Material biegt falsch ab – in die Luftröhre. Übrigens kann dies auch passieren, wenn andere Schluckphasen gestört sind. Weil das Thema so wichtig ist für das Verständnis von Dysphagie, widmen wir uns der Aspiration in ▶ Kap. 4 genauer.

3.4 Die Speiseröhre hinunter: die ösophageale Phase

Kommen wir wieder zurück zum Normalfall. Die *vierte und letzte Phase des Schluckakts, die ösophageale Phase* (▶ Abb. 3.4), dauert zwischen 12 und 20 Sekunden bei fester Nahrung, etwas kürzer bei Flüssigkeit. Kein Wunder, dass es lange dauert: Die Speiseröhre misst beim Erwachsenen zwischen 18 und 25 Zentimeter. Um den Bolus darin Stückchen für Stückchen zu transportieren, ziehen sich die dort sitzenden Muskeln ringförmig um ihn zusammen und drücken ihn so fortlaufend nach unten. Diese als »Peristaltik« bezeichnete Wellenbewegung wird durch ein Geflecht von Nervenzellen gesteuert, die bestimmte erregende oder auch hemmende Botenstoffe aussenden. In einem zweiten Wellengang wird die Speiseröhre noch einmal zusätzlich von unerwünschten Resten gereinigt. Am Ende der ösophagealen Phase wartet der Schließmuskel-Gefährte von öOS: Der untere Ösophagussphinkter (uÖS) öffnet sich, entlässt den Bolus in den Magen und macht wieder dicht. Der Schluckakt ist vorbei.

Mit dem Wissen, was Sie bisher haben, wird klar: Auch hier kann eine Menge schiefgehen. Ist die Speiseröhre beeinträchtigt, kann das ganz verschiedene Folgen beim Schlucken haben. Wenn die Schließmuskeln nicht richtig funktionieren, kann zum Beispiel Speisebrei oder Flüssigkeit aus tiefer gelegenen in höher gelegene Regionen zurückfließen – in der Fachwelt nennt man diese Störung Reflux. Bemerkbar macht sich das vor allem durch Sodbrennen. Bei bestimmten neurodegenerativen Erkrankungen wie insbesondere Morbus Parkinson rutscht der Bolus nur sehr langsam runter, was sich häufig durch ein Druckgefühl hinter dem Brustbein oder auch durch Schmerzen zwischen den Schulterblättern äußert (▶ Kasten 3.1).

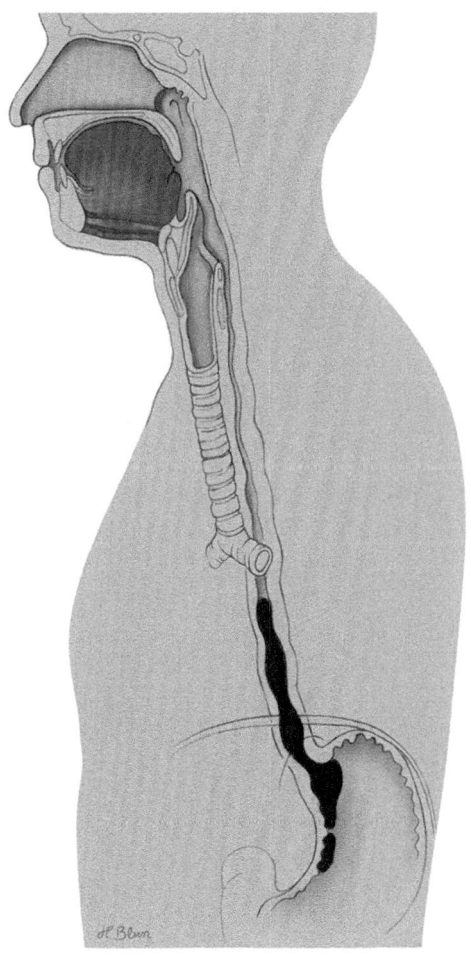

Abb. 3.4: Ösophageale Phase
(modifiziert nach Warnecke und Dziewas 2018, S. 23, © Heike Blum, Universitätsklinikum Münster)

> **Kasten 3.1: Was haben Schluckstörungen mit einem Herzinfarkt zu tun?**
>
> Eigentlich nichts, aber es kann zu Verwechslungen kommen. Die Symptome, über die Menschen mit einem Non-Cardiac Chest Pain (Schmerzen in der Brustregion, die nicht vom Herzen ausgelöst werden) klagen, werden häufig als Herzinfarkt interpretiert: Schmerzen zwischen den Schulterblättern, sich übergeben müssen etc. Dabei kann – neben vielen weiteren Ursachen – zum Beispiel auch eine Schluckstörung dahinterstecken. Die Schmerzen entstehen, weil der Bolus nur sehr schwer die Speiseröhre passieren kann oder weil dort Entzündungen vorliegen!

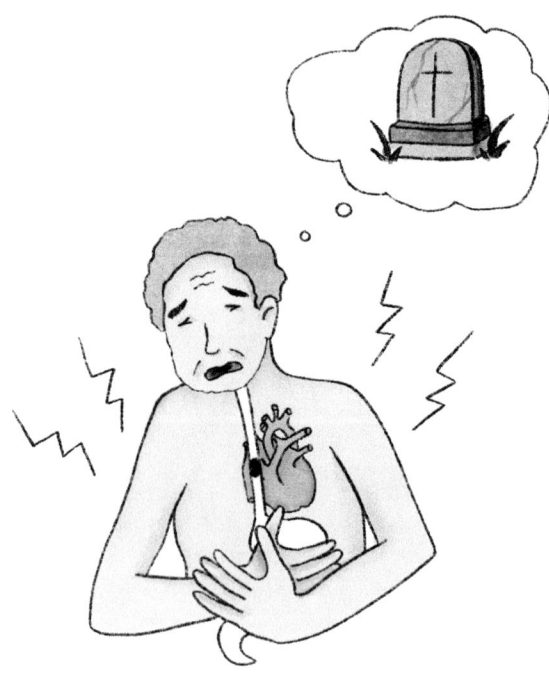

Kasten 3.2: Stimmritzen-Krampf oder Asthma?

Mit einer Schluckstörung einhergehen kann auch das sogenannte Vocal Cord Dysfunction (VCD)-Syndrom. Bei der betroffenen Person öffnen sich bei einer Attacke die Stimmbänder nicht richtig und sie kann ausgeprägte Atemnot, vor allem beim Husten, bekommen. Wegen der ähnlichen Symptome wird das VCD häufig auch mit Asthma verwechselt. Dabei bedarf es einer anderen Behandlung: Atemtherapeut:innen oder Logopäd:innen vermitteln dazu Techniken, die den Rachen entspannen und dabei helfen können, das Husten und Räuspern zu unterdrücken. Bei Dysphagie-Patient:innen kann das VCD auch getriggert werden, wenn Schluckmaterial falsch abbiegt und in den Kehlkopfeingang oder sogar in die Luftröhre (Aspiration) gelangt.

4 Das Gefährliche an der Schluckstörung

Das, was die Dysphagie so gefährlich machen kann, sind vor allem zwei mögliche Probleme, die sich auch in den Leitsymptomen widerspiegeln. Das eine Problem ist die sogenannte Aspiration: Schluckmaterial gelangt fälschlicherweise regelmäßig in die Luftröhre. Eintretende Bakterien können dadurch im ungünstigen Fall schwere Lungenentzündungen auslösen – eine der häufigsten Todesursachen bei neurologischen Erkrankungen! Bei der sogenannten »stillen Aspiration« passiert das sogar unbemerkt. Die Betroffenen haben durch ihre jeweilige Erkrankung keine natürlichen Schutzreflexe wie Husten oder Räuspern mehr, weil zum Beispiel die Empfindungsfähigkeit ihrer Nervenenden gestört oder ihre Muskulatur zu schwach ist. Die ungebetenen Gäste können sich so unbemerkt in der Lunge ansammeln. Und weil man ja nichts von seinem Leid weiß, geht man dann auch nicht zu Ärzt:innen. Gesunde Menschen dagegen aspirieren in der Regel nicht. Ihre Schlucksicherheit ist gewährleistet, weil der Kehlkopfeingang und die darunter liegenden Atemwege beim Schlucken gut geschützt werden. Es kann also gar nichts falsch abbiegen.

Das zweite mögliche Problem ist eine eingeschränkte Schluckeffizienz. Feste Nahrung kann nicht richtig transportiert werden, weil die Schluckmuskeln nicht ordnungsgemäß funktionieren oder zu schwach sind. Das äußert sich dann zum Beispiel in einem Fremdkörpergefühl oder in einem Druckgefühl im unteren Halsbereich oder hinter dem Brustbein. Um diese unangenehme Situation zu vermeiden, essen Betroffene dann häufig weniger – und das kann zu Mangelernährung führen.

4 Das Gefährliche an der Schluckstörung

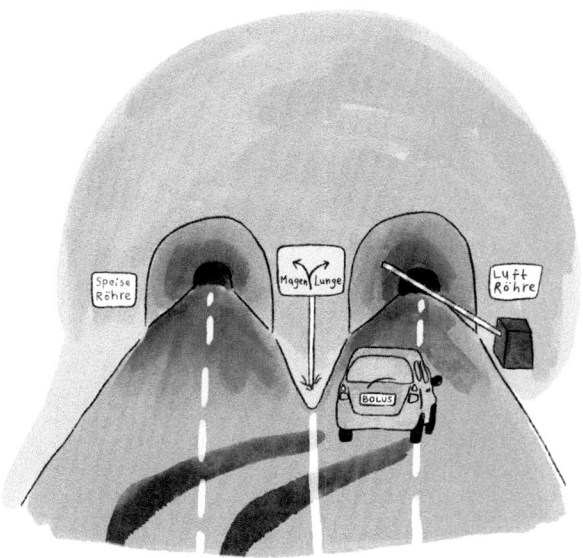

Wie Sie bereits in ▶ Kap. 3 erfahren haben, sind Störungen in allen Schluckphasen möglich. Schon in der oralen Phase, wenn der Bolus nicht gut im Mund kontrolliert wird, kann er zu schnell in den Rachen und dann eventuell auch in die Luftröhre rutschen – im Fachjargon wird das »Leaking« genannt (▶ Abb. 4.1 A). Oder der Übergang von der oralen zur pharyngealen Phase ist gestört: Der Schluckreflex kommt zu spät, der Kehlkopfeingang wird also nicht rechtzeitig geschützt und Material gelangt in die Atemwege (▶ Abb. 4.1 B). Eine weitere Möglichkeit, sich zu verschlucken, ergibt sich daraus, dass Reste im Rachen hängen bleiben, weil die Person nicht effizient schlucken, also den Bolus nicht gut transportieren kann – die Reste werden »Residuen« genannt (▶ Abb. 4.1 C). Wenn diese Reste im Kehlkopfeingang oberhalb der Stimmlippen liegen bleiben, spricht man von »Penetration« (▶ Abb. 4.1 D). Ein weiterer »Verschluck-Typ« aspiriert so: Bei ihm fließt Schluckmaterial erst aus der Speiseröhre wieder zurück und biegt dann falsch ab. Aspiration kann also potenziell jede an Dysphagie erkrankte Person betreffen.

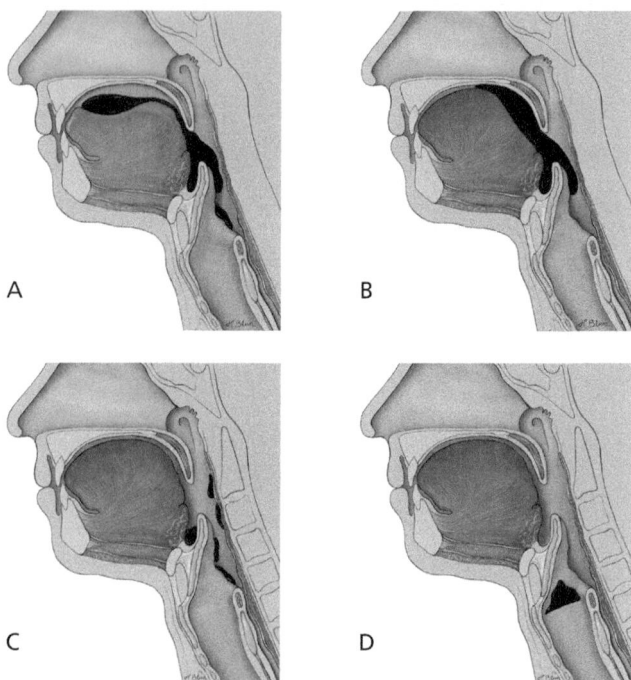

Abb. 4.1: Mögliche »Verschluck-Typen«
A: Vorzeitiges Abgleiten = Leaking
B: Verzögerter Schluckreflex
C: Reste nach dem Schlucken = Residuen
D: Reste im Kehlkopfeingang = Penetration
(modifiziert nach Warnecke und Dziewas 2018, S. 30, © Heike Blum, Universitätsklinikum Münster)

Kasten 4.1: Wie Schlucksicherheit und Schluckeffizienz zusammenspielen

Eine eingeschränkte Schlucksicherheit und normale Schluckeffizienz haben zum Beispiel häufig Menschen nach einem akuten Schlaganfall. Sie aspirieren dann beim Wassertrinken, können aber dagegen ein Stück Brot ganz normal schlucken.

Umgekehrt ist es meist bei Patient:innen, die aufgrund einer Muskel- oder Nervenerkrankung geschwächte Schluckmuskeln haben: Feste Nahrung bleibt hängen, während Flüssigkeiten ohne Probleme zu schlucken sind – bedeutet ja auch weniger Kraftaufwand! Diese Menschen haben kein oder kaum ein Risiko, sich zu verschlucken, aber sie schlucken eben nicht effizient.

Menschen mit sehr schweren Dysphagien schlucken dann oft weder sicher noch effizient. Vor allem sind Patient:innen mit Hirnstamm-Infarkten und schweren Muskel- und Motoneuronenerkrankungen betroffen.

5 Kommando: Schluck!

Die vielen Muskeln, die bei den vier Schluckphasen zusammenspielen, werden zentral vom Gehirn gesteuert. Wenn es in der Kommandozentrale Probleme gibt, zum Beispiel durch neurologische Erkrankungen, einen Tumor oder Entzündungen, kann das also gravierende Auswirkungen auf den Schluckakt haben. Welche Gehirnbereiche am Schlucken beteiligt sind, lässt sich mit verschiedenen bildgebenden Verfahren gut darstellen (▶ Abb. 5.1): Die funktionelle Kernspintomografie (fMRT) zum Beispiel misst die Gehirndurchblutung beim Schlucken – nimmt diese in einem bestimmten Bereich zu, heißt das: Aktivität! Die Magnetenzephalografie (MEG) etwa macht sich zunutze, dass bei Hirnaktivität Magnetfelder auftreten. Mithilfe solcher Verfahren hat man herausgefunden, dass das Großhirn und der Hirnstamm die Hauptakteure beim Schluckschauspiel sind.

Die Eingangstür zum Schluckzentrum ist das Großhirn mit seinen beiden Hälften. Hier treffen die sensomotorischen Informationen ein, die die Rezeptoren im Mundraum, Rachen oder in der Speiseröhre kontinuierlich über den Bolus erfassen: Wie groß ist er? Wie fest? Welche Temperatur hat er? Welchen Geschmack? Und so weiter. Aber auch der Entschluss »Ich will jetzt schlucken«, der nicht an bestimmte Reflexe gebunden ist, entsteht im größten Teil des Gehirns. Von dort werden diese Informationen an den Hauptsitz des Schluckzentrums weitergeleitet: den Hirnstamm. Hier haben die »Planungszentren« ihr Zuhause. Die sogenannten Central Pattern Generators (CPG), das sind schluckspezialisierte Neuronen-Verbünde, planen genaustens, welche Muskeln wann und wo zum Einsatz kommen sollen. In jeder Gehirnhälfte gibt es jeweils ein CPG und beide stimmen sich schön synchron mit ihren gegenüberliegenden Nachbarn ab. Die Bewegungsaufträge geben diese Neuronen-Teams dann an die entsprechenden Hirnnerven und Rückenmarksnerven weiter, die wiederum die nötigen Schluckmuskeln stimulieren oder hemmen. Das rein reflektorische Schlucken kann der Hirnstamm übrigens auch ganz allein – ohne das Großhirn – organisieren. Dies zeigt sich zum Beispiel daran, dass Föten bereits in der 10. Schwangerschaftswoche im Mutterleib Fruchtwasser schlucken, obwohl die Nervenverbindung zwischen ihrem Großhirn und ihrem Hirnstamm dann noch gar nicht entstanden ist.

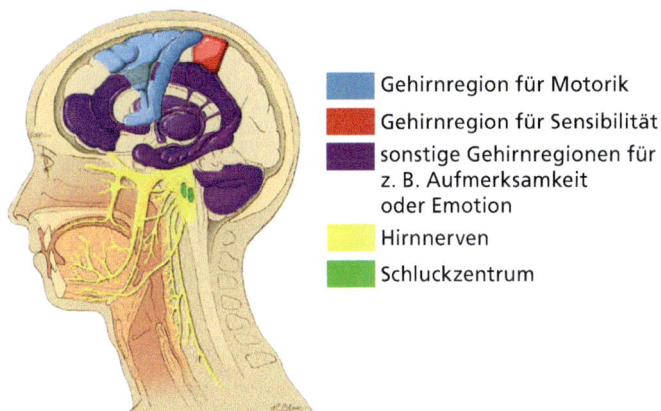

Abb. 5.1: Schlucknetzwerk – so viele Gehirnregionen sind aktiv beim Schlucken (modifiziert nach Warnecke und Dziewas 2018, S. 34, © Heike Blum, Universitätsklinikum Münster)

Damit Sie nun keinen Knoten im Kopf haben, fassen wir diese Informationen noch einmal etwas vereinfacht zusammen. Dieses fleißige Netzwerk aus Rezeptoren, ein- und ausgehenden Nervenbahnen, Großhirn und Stammhirn funktioniert während des gesamten Schluckakts wie eine kontinuierliche Feedbackschleife: Sensomotorische Informationen treffen ein, werden verarbeitet und die Muskelaktivität wird daraufhin angepasst. Ist der zu schluckende Happen zum Beispiel sehr groß, bekommt öOS, der obere Schließmuskel der Speiseröhre, den Auftrag, sich etwas länger offen zu halten als sonst. Abhängig von der Schluckphase sind verschiedene Gehirnareale im Schluckzentrum aktiv. Studien lassen darauf schließen, dass zum Beispiel während der oralen Phase die linke Gehirnhälfte aktiver ist und während der pharyngealen Phase die rechte Gehirnhälfte.

Apropos Gehirnhälften: Die meisten Menschen haben eine schluckdominante Seite! Eine Seite also, die beim Schlucken aktiver ist und deswegen mehr neuronale Verbindungen dafür gebildet hat als die gegenüberliegende. Von dieser dominanten Hälfte aus verlaufen auch mehr Nervenfasern zum weniger dominanten Pendant als umgekehrt. Das ist nicht nur faszinierend, sondern auch sehr nützliches Wissen, wenn es um neurologische Krankheiten geht, die mit Schluckstörungen einhergehen. Aber auch Tumore, Verletzungen oder Entzündungen können dafür sorgen, dass die Schluck-Aufträge im Gehirn gestört werden.

6 Schlucken im Laufe des Lebens

Um gesundes und gestörtes Schlucken zu verstehen, ist es auch wichtig, sich die verschiedenen Lebensphasen genauer anzuschauen. Denn Schluckstörungen können in jedem Alter auftreten (▶ Kasten 6.1) und die menschliche Anatomie verändert sich kontinuierlich im Laufe des Lebens. Schon im Mutterleib lernt ein Mensch das Trinken – in dem Fall das Fruchtwasser. Wenn er dann das Licht der Welt erblickt, ist das auch in puncto Schlucken eine große Umstellung: Nun muss irgendwie noch die Atmung integriert werden, und zwar so, dass die Atemwege während der Nahrungsaufnahme gut geschützt sind. Das Saugen will auch noch gelernt und damit koordiniert werden. All diese sensomotorischen Erfahrungen lösen ein Feuerwerk an neuen neuronalen Verbindungen aus und die Feedback-Schleifen zwischen Rezeptoren, Nerven, Gehirn und Muskeln laufen auf absoluten Hochtouren.

Kasten 6.1: »Kindliche Schluckstörungen«

Auch Säuglinge und kleine Kinder können bereits Schluckstörungen haben. Die Ursachen sind organischer oder funktioneller Natur. Zu den organischen Ursachen zählen vor allem Fehlbildungen wie eine Lippen-Kiefer-Gaumenspalte oder eine unvollständige Ausbildung der Speiseröhre (die sogenannte Ösophagusatresie), neurologische Erkrankungen, aber zum Beispiel auch Unfälle oder Entzündungen. Wenn die Muskulatur im Mundraum nicht richtig funktioniert, oft in Verbindung mit Zahn- und Kieferfehlstellungen, kann auch das Schlucken beeinträchtigt werden. Das alles kann zu Mangelernährung und einer ge-

> störten Essentwicklung führen. Umso wichtiger sind eine frühzeitige Diagnose und Behandlung!

Allein schon aufgrund der Anatomie sieht das Schlucken beim Säugling noch etwas anders aus: Die Mundhöhle ist viel kleiner und der Weg zum Rachen wesentlich kürzer als bei einem größeren Menschen. Die Babyzunge hat also weniger Platz zum Bewegen und füllt den gesamten Mundraum aus. Deswegen atmen diese kleinen Wesen in den ersten Lebensmonaten auch überwiegend durch die Nase. Und weil die Zunge kein Spiel hat, ist auch die Saugkraft am Anfang noch geringer. Wenn die Mundhöhle dann größer wird und die Zungenmuskulatur stärker, kann Unterdruck und damit Saugkraft erzeugt werden – wovon so manche stillende Mutter sicher ein Lied singen kann. Auch der Kehlkopf eines Säuglings sitzt noch woanders: zwischen dem dritten und vierten Halswirbel, während man ihn bei einer erwachsenen Person zwischen dem siebten und achten Halswirbel verortet. Weil dadurch weniger Schwung beim Schluckakt entsteht, zieht sich dafür zur Kompensation der Baby-Rachen stärker zusammen. Die Natur ist eben clever. Deswegen hat sie sich auch eine sehr niedliche Lösung dafür überlegt, dass ein Mensch in den ersten Lebensmonaten noch eine ziemlich schwache Kaumuskulatur hat: Fettpölsterchen in den Wangen stabilisieren den Kiefer und halten die Zunge in Schach.

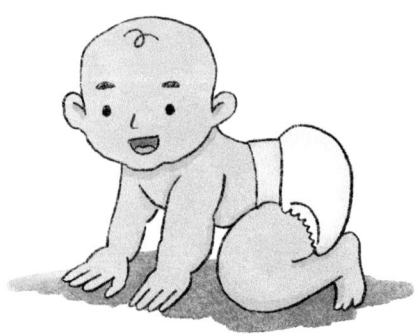

Kasten 6.2: Können Säuglinge gleichzeitig schlucken und atmen?

In der Populärliteratur und im Internet hält sich hartnäckig die Information, dass Säuglinge gleichzeitig schlucken und atmen könnten. In der Fachwelt sieht das mittlerweile anders aus: Wissenschaftler:innen der Huntington University und Georgetown University kommen in einem Überblicksartikel zu dem Thema beispielsweise zu dem Schluss, dass Säuglinge NICHT gleichzeitig schlucken und atmen können. Auch etwa Logopädie-Verbände weisen darauf hin, dass bei Säuglingen – wie bei Erwachsenen auch – kurz die Atmung unterbrochen wird, wenn der Schluckreflex getriggert wurde. Allerdings können Säuglinge gleichzeitig saugen und atmen. Während des Saugens atmen sie durch die Nase. Deswegen können sie teils ewig lange an der Brust nuckeln, ohne durch den Mund Luft holen zu müssen.

Weil sich das Gaumensegel in der oralen Vorbereitungsphase absenkt, kann ein Säugling gleichzeitig saugen und atmen (▶ Kasten 6.2). Der Schluckreflex wird normalerweise nach ein bis drei Saugbewegungen ausgelöst, wobei noch nicht komplett geklärt ist, wo die Triggerpunkte für den Reflex in den ersten Lebensmonaten genau sitzen. Etwa ab dem 9. Monat kommt ein weiterer Meilenstein fürs Schlucken dazu: feste Nahrung. Bald folgen die ersten Zähnchen, um die Kaumaschinerie zu perfektionieren. Im zweiten und dritten Lebensjahr entwickelt sich die Muskulatur im Kopf- und Rumpfbereich immer weiter, was auch immer feinere Zungen-, Lippen- und Kieferbewegungen möglich macht. Das Kau- und Schluckmuster wird dem eines erwachsenen Menschen sehr ähnlich.

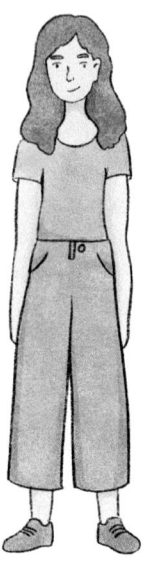

Während sich der Schluckakt in den ersten Lebensjahren normalerweise in rasantem Tempo zu einer hocheffizienten Maschinerie ausbildet, lässt diese Effizienz – wie auch bei den besten, qualitativ hochwertigsten Maschinen – im Alter wieder nach. Zunehmend zeigen sich dann »Verschleißerscheinungen« beim Schlucken. Das ist ganz normal und wird in Fachkreisen »Presbyphagie« genannt (▶ Abb. 6.1). Die altersbedingten Veränderungen, die das Schlucken beeinflussen, machen sich an vielen Stellen des menschlichen Körpers bemerkbar. Insgesamt baut die Muskelmasse nach und nach ab (Sarkopenie). Das betrifft auch Muskeln, die direkt am Schluckakt beteiligt sind. Die Zunge wird zum Beispiel schwächer und bewegt sich langsamer. Auch unser guter alter Schließmuskelwächter am Eingang zur Speiseröhre, der oÖS, will sich nicht mehr so einwandfrei öffnen und schließen wie vorher. Das betrifft aber auch die Extremitäten, die für die Nahrungsaufnahme wichtig sind: Sehr alten Menschen fällt es schwerer, Gegenstände wie eine Tasse oder Besteck zu halten und zu koordinieren. Ihre Kauleistung ist schlechter, weil die Kiefermuskeln schwächer werden und auch die Zähne keinen so guten Zustand wie früher haben – oder sogar fehlen. Der Mund wird trockener, weil auch die Speicheldrüsen nicht mehr so zuverlässig arbeiten. Das heißt: Kauen dauert dadurch tendenziell länger als früher und die Schluckvolumina sind kleiner. Ein Bolus ist nun nicht mehr so gleitfähig und das Risiko, dass er – oder Reste davon – mal im Mund oder Rachen stecken bleibt, steigt. Und weil Speichel auch antibakteriell wirkt, haben angesichts der verminderten Speichelbildung Infektionen in der Mundhöhle leichteres Spiel als früher.

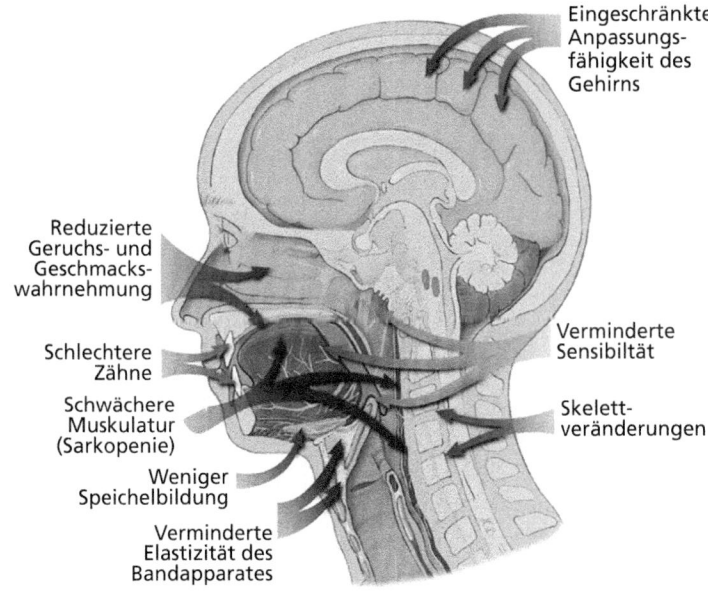

Abb. 6.1: Altersbedingte Veränderungen beim Schlucken (Presbyphagie) (modifiziert nach Warnecke und Dziewas 2018, S. 118, © Heike Blum, Universitätsklinikum Münster)

Teil I Was sind Schluckstörungen und wie entstehen sie?

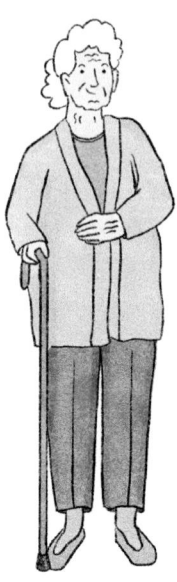

Je älter Sie werden, desto stärker lässt auch Ihr Geruchs- und Geschmacksvermögen nach. Diese Sinne brauchen Sie aber, damit das Schlucknetzwerk einwandfrei läuft. Sie erinnern sich noch an die Feedbackschleifen mit dem ständigen Austausch von Informationen über das, was da gerade geschluckt werden soll? Die sind jetzt störanfälliger. Außerdem lässt die Sensibilität auf Reize insgesamt nach – im Mundraum, im Rachen und auch in der Speiseröhre. Schluckprobleme werden wahrscheinlicher, wenn der Körper nicht mehr hundertprozentig zuverlässig erkennt, wie kalt, heiß, fest, weich, glatt oder unförmig der Nahrungsbrei ist. Außerdem verzögert sich der Schluckreflex etwas, weil die Triggerpunkte nun weiter hinten im Rachen liegen als im jüngeren Erwachsenenalter.

Nicht nur die Muskulatur baut ab (und das schon ab dem 50. Lebensjahr!), auch die Bänder verlieren an Elastizität und die Skelettstruktur verändert sich – was ebenfalls Auswirkungen auf das Schlucken haben kann. Die Längsbänder der Speiseröhre beispielsweise, die sich direkt vor der Wirbelsäule befinden, können verknöchern. Durch diese vorragende Wirbelsäulenstruktur wird der Rachenraum etwas eingeengt.

Spannend ist, wie sich die veränderten Schluckmuster auch in der Gehirnaktivität widerspiegeln. Messungen zeigen, dass wesentlich mehr und auch andere Gehirnbereiche beim Schlucken aktiv sind als bei jüngeren Menschen. In der Neurologie gibt es verschiedene Hypothesen, warum das so ist. Eine sehr gängige lautet: Weil im Alter die Muskeln und Bänder schwächer werden und der Schluckakt nicht mehr so effizient ist, versucht das Gehirn gegenzusteuern. Es nutzt also einfach andere und mehr neuronale Ressourcen, um den altersgeschwächten Körper so gut wie möglich am Laufen zu halten. Man könnte auch von einer Reorganisation der Gehirnzellen sprechen.

Das alles – der Abbau der Muskulatur, schlechtere Zähne, die Veränderung von Skelett und Bändern, Mundtrockenheit und weniger Reizsensibilität – ist ein ganz normaler Alterungsprozess und nicht krankhaft. Aufgrund der Folgen, die Schluckstörungen auf die körperliche und seelische Verfassung haben können, sind aber auch in diesem Kontext symptomorientierte Therapien sinnvoll. Auch, weil ältere Menschen aufgrund der Presbyphagie durch hinzukommende Krankheiten wie bspw. einen Schlaganfall oder Morbus Parkinson leichter schwerwiegende Schluckstörungen entwickeln können.

Teil II Wie werden Schluckstörungen diagnostiziert und therapiert?

7 Diagnostik auf einen Blick

Erinnern Sie sich bitte kurz zurück an die beiden Personen aus ▶ Kap. 1. Zredka S. erleidet aus heiterem Himmel einen Hirnstamminfarkt, der sofort mit einer klar erkennbaren, schweren Schluckstörung einhergeht – und zunächst eine Sondenernährung nötig macht. Adolf U. dagegen hat eine mehrjährige Leidensgeschichte hinter sich, unter anderem hat er eine Magensonde erhalten – ohne dass jemals eine eindeutige Diagnose gestellt wurde, warum er eigentlich nicht richtig schlucken kann. Zwei sehr unterschiedliche Szenarien, die auch sehr unterschiedliche medizinische Vorgehensweisen erfordern. Im Fall von Frau S. geht es darum, neben der Behandlung des bekannten Hirnstamm-Infarktes einen optimalen Therapieplan für die Schluckstörung und zum Beispiel die sicherste und verträglichste Ernährungsform festzulegen. Im Fall von Herrn U. ist es eher Detektivarbeit: Es geht zunächst darum, die genaue Ursache für die Schluckstörung herauszufinden. Steckt eine neurologische Erkrankung dahinter oder vielleicht ein Tumor oder eine Infektion? Erst wenn es auf diese Fragen eine klare Antwort gibt, können auch eine genaue Prognose und der richtige Behandlungsplan festgelegt werden. Dafür wird, je nach Fall, häufig auch mit anderen relevanten Disziplinen, zum Beispiel Gastroenterolog:innen, HNO-Ärzt:innen oder Geriater:innen, zusammengearbeitet. Grundsätzlich können die Dysphagie-Expert:innen aus einem sehr breiten Spektrum an Diagnose-Tools wählen, um Antworten auf ihre speziellen Fragen zu finden.

Leitsymptome wie zum Beispiel Husten, Räuspern oder Verschlucken beim oder nach dem Essen und Trinken haben Sie in ▶ Kap. 2 bereits kennengelernt. Diese Symptome werden auch durch den Arzt oder die Ärztin in einem Anamnesegespräch abgefragt und geben einen ersten wichtigen Hinweis. Das ist aber noch lange nicht ausreichend: Um eine

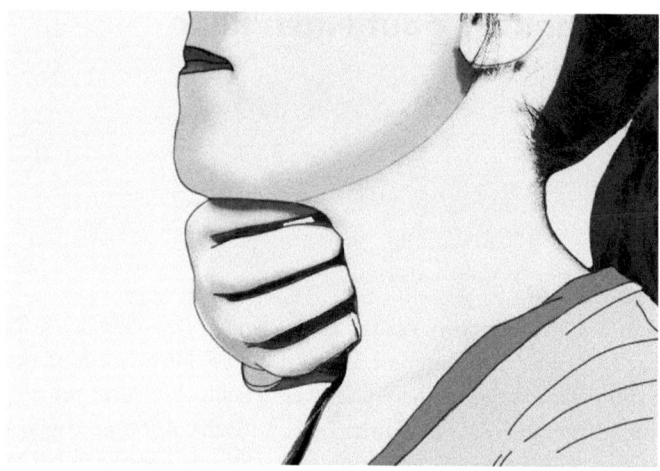

Abb. 7.1: Schluckkontrollgriff im Rahmen der Klinischen Schluckuntersuchung (KSU) (nach Warnecke und Dziewas 2018, S. 61)

zweifelsfreie Diagnose stellen zu können, wird in der medizinischen Praxis ein ausgeklügeltes, mehrstufiges Verfahren eingesetzt.

Die erste Stufe ist das sogenannte Screening. Dabei handelt es sich um eine Art Früherkennungsprogramm, mit dem vor allem aspirationsgefährdete Menschen relativ einfach identifiziert werden können. Denn weil das falsche Abbiegen von Schluckmaterial in die Luftröhre potenziell so gefährlich ist, kommt es darauf an, möglichst schnell Menschen vor dem Aspirieren zu schützen. Zum Beispiel, indem sie dann zunächst keine orale Kost mehr bekommen oder nur Kostformen, die sie auch bewältigen können. Eine Screening-Variante, um der Aspiration auf die Schliche zu kommen, sind Wasser-Schlucktests. Dabei soll die betroffene Person eine bestimmte Wassermenge trinken, zum Beispiel 50 Milliliter. Wenn Zeichen wie Husten, Räuspern oder eine veränderte Stimmqualität während oder nach dem Schlucken auftreten, kann das auf eine Aspiration hindeuten. Warum nur Wasser, fragen Sie sich jetzt vielleicht? Es hat sich herausgestellt, dass zum Beispiel Schlaganfall-Patient:innen eher Flüssigkeiten in die Luftröhre bekommen als feste Nahrung.

Neben Screenings mit Wasser gibt es auch Tests mit verschiedenen Nahrungskonsistenzen – von flüssig über breiig bis hin zu fester Konsis-

7 Diagnostik auf einen Blick

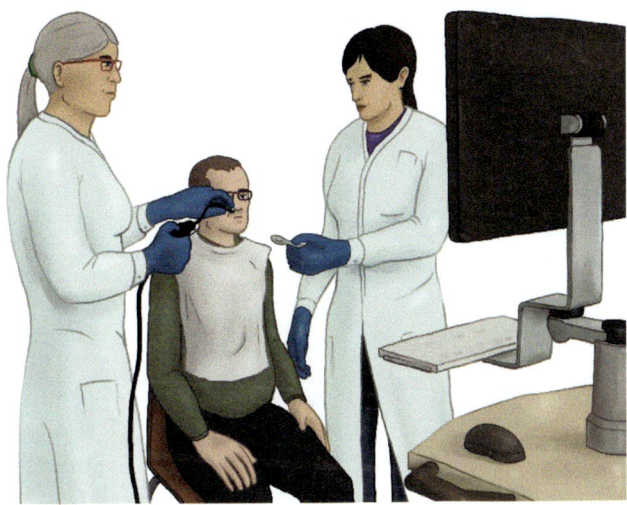

Abb. 7.2: Flexible endoskopische Evaluation des Schluckaktes (FEES) (MedicalGraphics, Michael Hoffmann)

tenz, zum Beispiel Brot mit Rinde. Welcher Test schließlich eingesetzt wird, hängt von verschiedenen Faktoren ab, etwa vom Zustand der Patient: innen, von Vorerkrankungen oder von Verdachtsdiagnosen. Die meisten Screenings können auch von geschulten Pflegekräften durchgeführt werden, was ihre breite Anwendung leichter macht.

Wenn ein Screening-Test positiv ausfällt, geht es darum, den Verdacht in einer zweiten Stufe weiter abzusichern und einzugrenzen. Dafür folgt in der Regel ein Assessment, also eine umfangreiche Untersuchung. Sie soll klar machen, wie die Schluckstörung genau aussieht und durch welche Maßnahmen ein sicheres und effizientes Schlucken erreicht werden kann. Die sogenannte Klinische Schluckuntersuchung (KSU) führen Logopäd: innen durch. Dabei untersuchen sie den Mund und Rachenraum unter anderem auf Reflexe und Sensibilität. Mit dem sogenannten Schluckkontrollgriff (▶ Abb. 7.1) können sie zum Beispiel mit den Fingern ertasten, ob sich der Kehlkopf beim Schlucken ausreichend bewegt. Abschließend wird wieder das Schlucken mit Flüssigkeiten und Nahrungsmitteln in verschiedenen Konsistenzen geprüft.

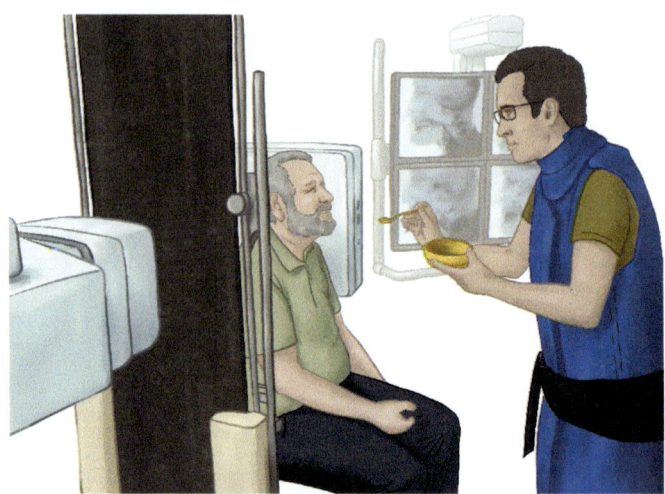

Abb. 7.3: Videofluoroskopische Evaluation des Schluckaktes (VFSS) (MedicalGraphics, Michael Hoffmann)

Auch wenn die KSU schon eine Menge leistet, zwei Dinge lassen sich durch den Blick von außen nicht erkennen: 1. das falsche Abbiegen von Schluckmaterial in die Luftröhre, wenn keine Schutzreflexe wie Husten vorhanden sind (stille Aspiration). 2. Reste im Rachen, die Patient:innen aufgrund von Sensibilitätsstörungen selbst nicht fühlen können. Beide Aspekte können aber zwei Instrumente »sehen«, die immer häufiger in Kliniken und Ambulanzen eingesetzt werden: die flexible endoskopische Evaluation des Schluckaktes (FEES) und die Videofluoroskopische Evaluation des Schluckaktes (VFSS).

Die FEES ist eine Videoendoskopie des Schluckens (▶ Abb. 7.2). Dabei wird ein Endoskop über die Nase in den Rachen geführt. An der Endoskopspitze ist eine winzige Kamera angebracht, die in Echtzeit Bilder vom Mund- und Rachenraum der Patient:innen an einen Videobildschirm übermittelt. Die VFSS (Videofluoroscopic Swallowing Study) ist dagegen eine dynamische Röntgenuntersuchung des Schluckens, bei der auch Kontrastmittel eingesetzt wird (▶ Abb. 7.3). Auf diese Weise kann die untersuchte Person beim Schlucken mit Röntgenstrahlen »durchleuchtet« werden. Beide Untersuchungsverfahren haben ihre Stärken in verschiede-

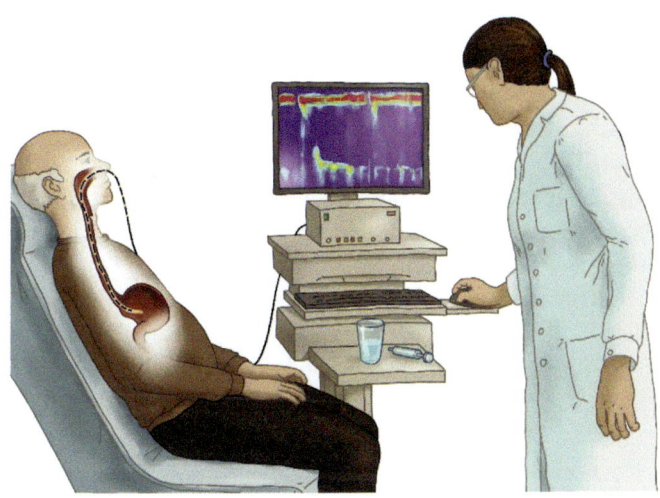

Abb. 7.4: Manometrie
(MedicalGraphics, Michael Hoffmann)

nen Bereichen: Während die FEES zum Beispiel auch darstellen kann, ob Speichel aspiriert wird, kann die VFFS nicht nur den Rachenbereich, sondern auch den Mund und die Speiseröhre veranschaulichen.

Zur Routinediagnostik zählt auch noch die sogenannte Manometrie (▶ Abb. 7.4). Mit ihr lassen sich die Druckverhältnisse im Rachen und in der Speiseröhre während des Schluckens messen. Sie wird auch in unserem Experten-Interview mit dem Gastroenterologen detailliert erklärt (▶ Kap. 14). Die Manometrie eignet sich vor allem, um Öffnungsstörungen des oÖS (oberer Schließmuskel der Speiseröhre) und Störungen in der Speiseröhrenmuskulatur nachzuweisen.

In speziellen Einzelfällen setzen Dysphagie-Expert:innen noch ergänzende Diagnose-Tools zur Abklärung ein: Der Ultraschall misst die Schluckmotorik in Echtzeit, die Elektromyografie analysiert Aktivierungsmuster der Schluckmuskeln, mit der Magnetresonanztomografie (MRT) lassen sich auch tieferliegende Muskel- und Weichteilstrukturen darstellen und eine moderne röntgenbasierte Computertomografie (CT) kann den Schluckakt mit guter zeitlicher und räumlicher Auflösung abbilden.

In vielen Fällen ist die Analyse des Schluckaktes allein nicht ausreichend, um eine definitive Diagnose der Grunderkrankung zu stellen. Um ihre Verdachtsdiagnosen abzusichern, nutzen die Dysphagie-Expert:innen dann zusätzliche Tools. Dazu zählen beispielweise laborchemische und neurophysiologische Untersuchungen, die MRT des Kopfes, die Entnahme von Nervenwasser (Lumbalpunktion bzw. Nervenwasser-Punktion) oder die Entnahme von Muskelgewebe (Muskelbiopsie). In ▶ Kap. 15 und in ▶ Kap. 16 lernen Sie persönliche Fallbeispiele kennen, bei denen solche Zusatzdiagnostik-Tools die jeweils finale Diagnose ermöglicht haben, um auf dieser Basis dann zielgerichtet behandeln zu können.

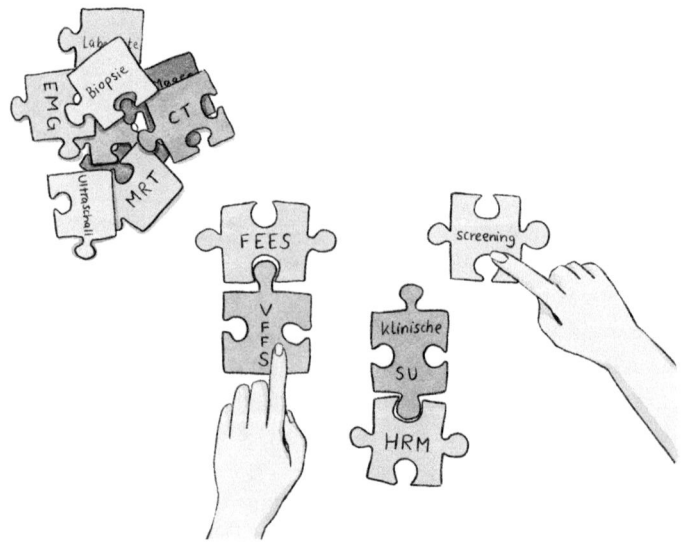

8   Therapie auf einen Blick

Das oberste und drängendste Ziel jeder Schluckstörungs-Therapie lautet: aspirationsfreie und ausreichende Ernährung! Deswegen hat Zredka S. in ▶ Kap. 1.1 auch direkt nach der Krankenhauseinweisung eine Magensonde bekommen. Sonst wären ständig Nahrungsmittel und Flüssigkeiten falsch in ihre Lunge abgebogen und hätten für lebensgefährliche Komplikationen sorgen können. Außerdem hätte sie sich nicht ausreichend mit Nährstoffen und Flüssigkeit versorgen können.

Ist die aspirationsfreie Ernährung sichergestellt, legen die Ärzt:innen und Logopäd:innen gemeinsam mit den Patient:innen und Angehörigen die individuellen Therapieziele und -bausteine fest. Und die wiederum hängen von der Grunderkrankung, von den Funktionseinschränkungen der Schluckstörung und von der generellen Lebensqualität des betroffenen Menschen ab. Während schwerkranke Menschen wie Frau S. den kompletten Akt vom Kauen bis zum Herunterschlucken wieder neu erlernen müssen, brauchen andere nur ein Training, um eine spezielle Schluckfunktion zu kräftigen. Lautet das Etappenziel für die eine Person, kleine Mengen pürierter Kost zusätzlich zur Sondennahrung zu sich nehmen zu können, ist es für die andere Person, sich auch wieder an feste Nahrung wie Brot oder Nudeln heranzutasten. Wann eine Schluckstörung als wirklich »störend« empfunden wird und wann nicht, ist außerdem eine höchst individuelle Sichtweise. Ebenso, welche Therapie die Lebensqualität in unzumutbarer Weise einschränkt und welche nicht. Deswegen wird der jeweils persönlich »richtige« Behandlungsweg immer in enger Absprache getroffen – und im Sinne der Patient:innen bei Bedarf auch geändert. Dysphagie-Expert:innen können dafür aus vielen Therapiebausteinen wählen und sie so passend zusammensetzen, um ganz gezielt zu behandeln.

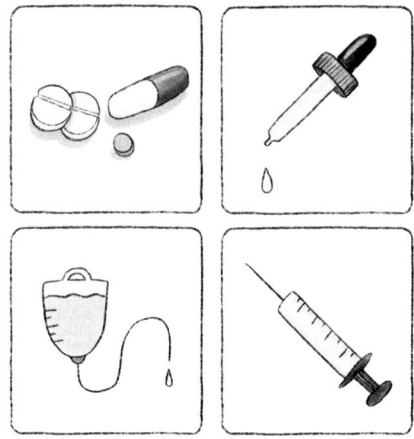

Ein besonders bedeutsamer und umfangreicher Baustein ist die logopädische Schlucktherapie und allein die besteht aus vielen kleinen Bausteinchen – in Form spezieller Übungen und Verfahren. Welche davon sinnvoll sind, hängt zum einen davon ab, ob die Grunderkrankung akut oder chronisch, also andauernd ist. Bei einer akuten Krankheit wie einem Schlaganfall besteht das Hauptziel darin, die gestörten Schluckfunktionen so schnell wie möglich wiederherzustellen. Bei einer chronischen fortschreitenden Krankheit wie zum Beispiel Morbus Parkinson heißt das Ziel: sicheres und effizientes Schlucken und eine orale Ernährung so lange wie möglich erhalten! Zum anderen hängen die logopädischen Maßnahmen davon ab, wie das Störungsmuster bei einer betroffenen Person konkret aussieht und welche Elemente des Schluckaktes eine relevante Funktionsstörung aufweisen. Die sogenannte Shaker-Übung beispielsweise, die im klinischen Alltag gerade für das Heimtraining von Patient:innen häufig eingesetzt wird, stärkt die Muskulatur um den Kehlkopf herum (▶ Abb. 8.1). Das wiederum hat einen positiven Einfluss auf die Öffnung des oberen Speiseröhrenschließmuskels. Die Übung ist recht einfach: Auf dem Rücken liegend hebt man regelmäßig den Kopf so an, dass man gerade soeben seine Fußspitzen sehen kann. Eine modifizierte Übung davon eignet sich für Menschen, deren Halswirbelsäule nicht so beweglich ist: Bei der Übung »Chin Tuck Against Resistance« (CTAR) soll das Kinn gegen einen Ball oder ein anderes Trainingsgerät geneigt und die so entstandene Körperspannung für einen bestimmten Zeitraum gehalten werden (▶ Abb. 8.2).

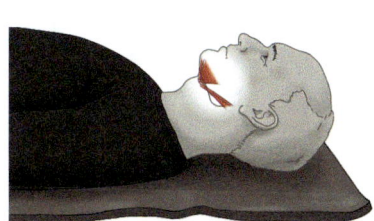
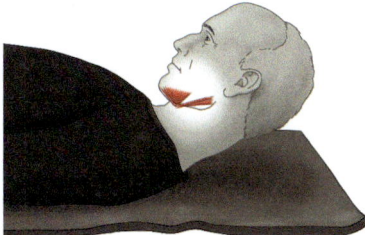

Abb. 8.1: Shaker-Übung
(MedicalGraphics, Michael Hoffmann)

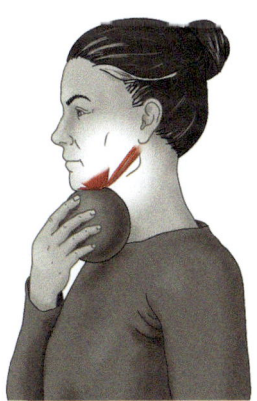
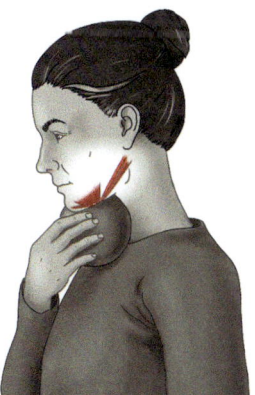

Abb. 8.2: Chin Tuck Against Resistance (CTAR)-Übung
(MedicalGraphics, Michael Hoffmann)

Unter anderem bei Menschen mit Parkinson-Krankheit, also einer chronischen Erkrankung, wird zum Beispiel ein spezielles Verfahren eingesetzt, das die Schluckmuskulatur stärkt: Beim »Expiratory Muscle Strength

Training« (EMST) wird wiederholt gegen einen Widerstand ausgeatmet (▶ Abb. 10.1).

Ein zweiter großer Baustein ist die medikamentöse Therapie, wobei es kein spezifisches Medikament gibt, das direkt gegen alle Schluckstörungen hilft. Häufig ist es aber so, dass diejenigen Medikamente, die die Grunderkrankung wie zum Beispiel Morbus Parkinson oder die Muskelschwäche Myasthenia gravis behandeln, ebenso zu einer Verbesserung der Schluckstörung führen. Als hilfreich erwiesen hat sich auch ein einfaches Hausmittelchen: Capsaicin, ein Inhaltsstoff von Paprika-Sorten, triggert sowohl schützenden Husten als auch den Schluckreflex (▶ Kasten 8.1). Um bestimmte Muskelpartien zu entspannen oder auch zu lähmen, kann der Einsatz von Botulinumtoxin, kurz Botox, sinnvoll sein. Botox wird zum Beispiel in die Schließmuskeln der Speiseröhre injiziert, wenn sie sich nicht mehr richtig öffnen. Darüber hinaus gibt es viele Medikamente, mit denen sich Begleiterscheinungen wie Reflux oder Mundtrockenheit gut behandeln lassen.

Kasten 8.1: Wie Paprika-Extrakt gegen Schluckstörungen hilft

Capsaicin ist in verschiedenen Paprika-Sorten enthalten und sorgt mit für deren Schärfe. Einige wissenschaftliche Studien, vor allem aus Japan, zeigen positive Wirkungen dieses Inhaltsstoffes auf Schluckstörungen. Um diese Wirkung zu entfalten, bedarf es allerdings bestimmter Dosierungen und Darreichungsformen. So wurde das Capsaicin den Betroffenen nicht nur als Tablette oder Lösung verabreicht, sondern zum Beispiel auch in vernebelter Form per Inhalator oder als Salbe in den äußeren Gehörgang aufgetragen. Es ist daher weder wirkungsvoll noch ratsam, viele Chilli-Schoten zu essen ...

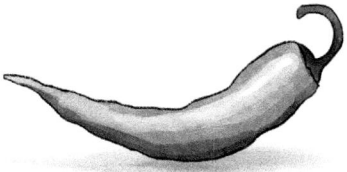

Bei schweren Schluckstörungen können auch Operationen nötig sein – sie bilden den Therapie-Baustein Nummer 3. Vor allem bei Menschen mit bestimmten Muskelentzündungen (z. B. Einschlusskörperchenmyositis) kann es vorkommen, dass sich der obere Schließmuskel der Speiseröhre nicht mehr richtig öffnet. Abhilfe schaffen kann dann ein wichtiges chirurgisches Verfahren mit einem etwas komplizierten Namen: die krikopharyngeale Myotomie. Einfach gesagt wird dabei der betroffene Schließmuskel mit einem kleinen Schnitt durchtrennt. Dadurch wird die Spannung gelöst und der Muskel kann sich wieder richtig öffnen. Eine Alternative zu dieser OP ist die Ballondilatation. Wie der Name schon verrät, kommt dabei ein kleiner Ballon zum Einsatz, in manchen Fällen unterstützt durch eine Botox-Injektion. Der Ballon wird im schlaffen Zustand an entsprechender Stelle platziert, minimal aufgepumpt und dehnt so den Schließmuskel auf.

In zahlreichen klinischen Studien konnte gezeigt werden, dass auch sogenannte Neurostimulationsverfahren das Potenzial haben, Schluckstörungen zu behandeln (▶ Abb. 8.3). Das Wirkprinzip ist wie folgt: Mittels sehr leichten Stroms oder auch mittels Magnetwellen werden bestimmte Körperregionen – insbesondere Hals, Rachen oder auch das Gehirn – stimuliert, um Nerven- und Muskelfunktionen zu aktivieren und zu stärken. Einige Verfahren befinden sich noch in der experimentellen Phase, andere setzt man zunehmend im Klinikalltag ein – wie die transkranielle Gleichstromstimulation, kurz tDCS, oder die Pharyngeale elektrische Stimulation, kurz PES. Bei der tDCS werden Elektroden am Kopf angebracht, über die die Gehirnaktivität durch unterschwelligen Gleichstrom stimuliert wird. Bei der PES wird dagegen der Rachen über kleine, an einer Magensonde angebrachte Ringelektroden stimuliert. Sensible Nervenfasern leiten diese Reize an das Schluckzentrum im Gehirn weiter, das wiederum die Schluckmuskeln im Rachen aktivieren soll.

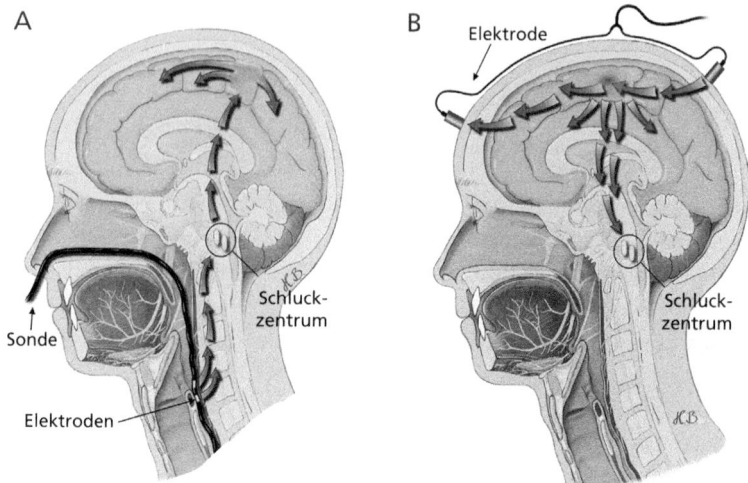

Abb. 8.3: Pharyngeale elektrische Stimulation (PES) und transkranielle Gleichstromstimulation (tDCS)
A: Bei der PES stimulieren über eine Magensonde eingebrachte Elektroden im Rachen das Schlucknetzwerk im Gehirn.
B: Bei der tDCS stimulieren Elektroden am Kopf das Schlucknetzwerk im Gehirn.
(nach Dziewas und Suntrup 2017, © Heike Blum, Universitätsklinikum Münster)

Sie sehen: Es gibt ziemlich viele Bausteine, mit denen sich Schluckstörungen behandeln lassen. Weil auch die zugrunde liegenden Krankheiten einen Einfluss auf die jeweilige Therapie haben, schauen wir uns wichtige Grunderkrankungen in den nächsten Kapiteln etwas genauer an.

Teil III Wichtige Grunderkrankungen im Fokus

9 Schlaganfall

9.1 Wichtiges auf einen Blick

Warum wir mit dem Schlaganfall beginnen? Er ist nach dem Herzinfarkt und Krebserkrankungen die dritthäufigste Todesursache hierzulande und außerdem die häufigste Ursache für eine Behinderung im Erwachsenenalter – und die mit Abstand häufigste Krankheit, die mit einer Schluckstörung einhergeht. Bis zu 80 % aller Schlaganfall-Patient:innen haben auch eine Schluckstörung! »Schlagartig« fällt ein spezieller Gehirnbereich aus, weil Blutgerinnsel bestimmte Gefäße verstopfen oder einzelne Gefäße platzen und Blutungen entstehen. Da die Kommandozentrale dann nicht mehr ausreichend mit Sauerstoff und Nährstoffen versorgt werden kann, sterben Gehirnzellen ab. Das löst vielfältige Symptome aus: zum Beispiel halbseitige Lähmungen, Sprachstörungen und eben auch Schluckstörungen.

Vielleicht haben Sie schon einmal vom FAST-Test gehört, der Ihnen bei Verdacht auf einen Schlaganfall wertvolle Hinweise liefern kann. F steht für »Face«, A für »Arms«, S für »Speech« und T für »Time«. Wenn Sie bei einer Person einen Schlaganfall vermuten, prüfen Sie umgehend nacheinander: Kann sie ihre Gesichtsmuskeln bewegen, zum Beispiel mit beiden Mundwinkeln lächeln? Kann sie die Arme gerade ausstrecken und dabei die Handflächen nach oben drehen? Kann sie ihren vollen Namen oder einen einfachen Satz deutlich aussprechen? Ein Mensch mit einem Schlaganfall wird bei mindestens einem Punkt Probleme haben, vielleicht sogar bei allen. In diesem Fall rufen Sie unbedingt sofort (»Time«) den Notruf 112 und versuchen Sie zudem, zu ermitteln, seit wann die Beschwerden bestehen!

Um irreparable Schäden im Gehirn so gut wie möglich zu vermeiden bzw. einzugrenzen, kommt es bei der Diagnostik und Therapie auf jede Minute an. Deswegen wurde die sogenannte Stroke Unit entwickelt, eine auf Schlaganfall spezialisierte und zertifizierte Abteilung in einem Krankenhaus. Mit entsprechender technischer Ausstattung und fachlichem Knowhow können hier Patient:innen mit Verdacht auf Schlaganfall besonders schnell und umfassend versorgt werden.

Die gute Nachricht: In vielen Fällen bilden sich Schluckstörungen bei Schlaganfall-Patient:innen in den ersten zwei Wochen wieder vollständig zurück. Die schlechte Nachricht: Gut ein Viertel der Betroffenen haben länger Probleme damit, teilweise mehrere Monate noch – man spricht dann von chronischen Schluckstörungen. Studien zeigen außerdem, dass aspirierende Schlaganfall-Patient:innen ein mehr als 11-fach höheres Risiko haben, eine Lungenentzündung zu entwickeln. Deswegen ist gerade auf der Stroke Unit ein umfassendes und schnelles Dysphagie-Screening und -Assessment so enorm wichtig.

Je nachdem, welche Gehirnareale ausfallen, kann ein Schlaganfall auch sehr unterschiedliche Folgen für das Schlucken haben. Schlaganfälle im Hirnstamm zum Beispiel verursachen meistens schwerwiegendere Schluckstörungen als solche im Großhirn. Oft dauert es auch länger, bis sich Betroffene mit einem Infarkt im Hirnstamm erholt haben – Sie erinnern sich sicher an Frau S. aus ▶ Kap. 1.1. Kein Wunder, denn im Hirnstamm sitzen ja auch die »Planungszentren« für das Schlucken, wie Sie bereits wissen. Vor allem beim sogenannten »Wallenberg-Syndrom«, einem Infarkt der hinteren unteren Kleinhirnarterie, treten besonders häufig schwere Schluckstörungen auf.

Studien zeigen, dass rund ein Viertel aller Schlaganfall-Patient:innen vor allem Störungen in der oralen Schluckphase hat: Sie können zum Beispiel nicht richtig kauen, ihnen läuft etwas aus dem Mund oder der Bolus rutscht zu früh in den Hals. Drei Viertel haben hingegen Probleme im Rachenraum, zum Beispiel einen verzögerten oder fehlenden Schluckreflex. Bei Hirnstamm-Infarkten kommen außerdem oft noch Öffnungsstörungen des oberen Speiseröhrenschließmuskels oÖS hinzu. Dadurch können sich Bolus- und Speichelreste oberhalb des Schließmuskels ansammeln. All diese Störungen wiederum bedeuten: erhöhtes Risiko für falsches Abbiegen!

9 Schlaganfall

Wo die Störungen genau liegen und welches Ausmaß sie haben, lässt sich in dieser Situation mit einer ausführlichen Klinischen Schluckuntersuchung (KSU) und vor allem mit der videoendoskopischen Untersuchungsmethode FEES gut beurteilen. Ein großer Vorteil der FEES: Das Untersuchungsgerät ist mobil und eignet sich so auch für schwerkranke Schlaganfall-Patient:innen für eine Untersuchung im Patientenzimmer. Mithilfe der kleinen Kamera, die an dem Endoskop befestigt ist, zeigen Bilder in Echtzeit die Situation im Mund und Rachenraum. Wie funktionieren die einzelnen am Schlucken beteiligten Strukturen? Bewegen sich zum Beispiel die Stimmlippen ordnungsgemäß, wenn bestimmte Sprechübungen ausgeführt werden? Wie arbeiten die Muskeln im Mundraum und Rachen zusammen, wenn Wasser, Wackelpudding oder auch kleine Brotstückchen geschluckt werden? Und vor allem: Biegt dabei etwas falsch in die Luftröhre ab? Sammeln sich Bolusreste oder Speichel im Rachen oder sogar Kehlkopfeingang an? Auf Basis all dieser Informationen, die sich mit der FEES zusammentragen lassen, werden der Schweregrad und die konkrete Ausprägung einer Schluckstörung bestimmt – die Grundlage für alle weiteren Therapiebausteine.

In puncto Ernährung können die Dysphagie-Expert:innen so zum Beispiel eingrenzen, ob eine künstliche Ernährung über eine Magensonde erforderlich ist, oder beurteilen, in welchen Situationen auch orale Kost unbedenklich ist und welche Konsistenz die Nahrung am besten haben sollte. In Abhängigkeit vom Störungsbild kommen außerdem verschiedene logopädische Übungen zum Einsatz, die etwa die Zunge, den Gaumenbogen oder die Ausatemkraft der Betroffenen trainieren. Gerade beim Schlaganfall, bei dem es auf jede Minute ankommt, gilt: Je früher mit einer logopädischen Therapie begonnen wird, umso besser! Immer häufiger ergänzen zudem Neurostimulationsverfahren die Dysphagiebehandlung bei Schlaganfallpatient:innen, so auch die pharyngeale elektrische Stimulation (PES).

9.2 Betroffenen-Gespräch: Wie leichter Strom das Schlucken reaktiviert

Seine Erfahrungen bei der journalistischen Aufbereitung dieses Kapitels beschreibt Thomas Corrinth so:

»Mit dem Thema Schlaganfall habe ich mich in der Vergangenheit schon häufiger auseinandergesetzt, auch privat wurde ich damit bereits konfrontiert. Neu war für mich allerdings, dass dadurch auch Schluckstörungen ausgelöst werden können – teilweise sehr schwere, wenn auch der Hirnstamm betroffen ist. Von den Therapieoptionen, die ich durch meine Ko-Autoren kennenlernte, fand ich die PES besonders faszinierend. Vor allem die Tatsache, dass elektrische Impulse im Halsbereich das Gehirn so stimulieren können, dass die Schluckfunktion reaktiviert wird. Mich interessierte: Wie nehmen Patient:innen diesen Prozess wahr? Ist das nicht komisch oder unangenehm? Dafür durfte ich mit einem Betroffenen sprechen: Peter L. hat nach einem Hirnstamminfarkt, infolgedessen er ausschließlich über eine Magensonde künstlich ernährt werden musste, in die Therapie mit einer PES eingewilligt.«

Peter L. beschreibt im Gespräch mit dem Autor seine Erfahrungen damit folgendermaßen:

»Die Elektrostimulation wird an drei aufeinanderfolgenden Tagen durchgeführt, das dauert jeweils ungefähr zehn Minuten. Da ich vorher schon eine Ernährungssonde in der Nase hatte, wurde die erst einmal entfernt, denn auch bei der Elektrostimulation bekommt man einen kleinen Schlauch, einen Katheter, durch die Nase eingeführt und langsam über den Rachen bis in den Magen geschoben. Dieses Gefühl mit dem Schlauch kannte ich also schon und fand es auch dieses Mal überhaupt nicht schlimm. In dem Schlauch sind zwei kleine Metallringe eingebracht, die Elektroden. Diese können mit einem Apparat verbunden werden, der von dem Arzt oder Therapeuten gesteuert wird und Stromwellen über die Elektroden in meinen Rachen sendet. Die Sonde kann dann auch für die Gabe von Sondenkost genutzt werden. Bei der PES-Behandlung wurde die Stromstärke kontinuierlich langsam gesteigert. Aber nie so, dass es unangenehm war. Sobald ich etwas gespürt habe, sollte ich das mitteilen. Das war ein leichtes Kribbeln ungefähr in der Höhe des Kehlkopfes. Ein etwas ungewohntes Gefühl, aber nicht unangenehm. Ich habe relativ schnell etwas gespürt, was anscheinend ein gutes Zeichen war, weil meine Nerven offensichtlich noch sensibel waren. Nach der Elektrostimulation wurde ich dann mit der FEES untersucht, um die Wirkung der Therapie festzustellen. Ich selbst konnte nicht genau einschätzen, wie sich das Schlucken nach den drei Sitzungen verbessert hat, aber auf den Videobildern konnte man es doch ziemlich genau sehen.

Wie gewohnt habe ich dafür verschiedene Konsistenzen – erst Wackelpudding, dann gefärbtes Wasser und schließlich kleine Stückchen Brot – zu mir genommen. Ich erinnere mich, dass bei der Videoendoskopie nach der ersten Elektrostimulation noch ziemlich viele Reste im Rachenraum hängengeblieben sind. Das hat mir der Arzt ganz genau auf dem Monitor zeigen können. Nach der zweiten und dritten Session mit dem Strom war es dann immer ein bisschen weniger, was hängen blieb, längst nicht mehr so viel wie am Anfang. Das fand ich schon ziemlich faszinierend, sowas ›Schwarz auf Weiß‹ auf einem Bildschirm sehen zu können.«

Teil III Wichtige Grunderkrankungen im Fokus

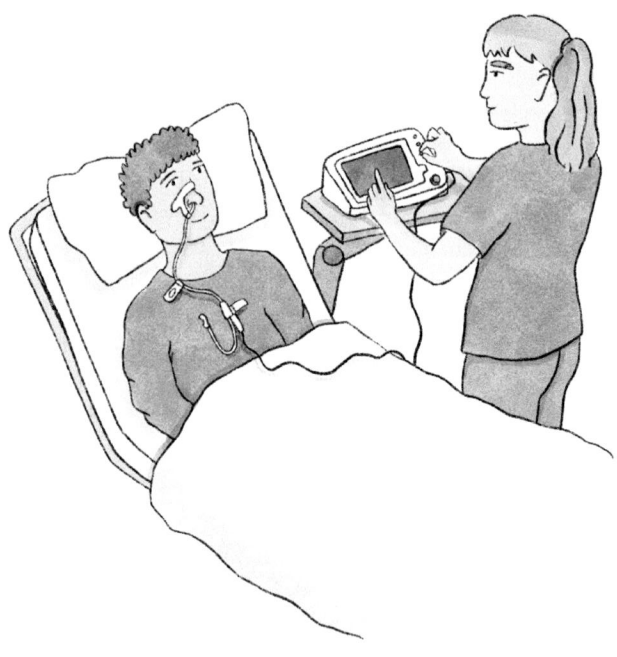

10 Morbus Parkinson

10.1 Wichtiges auf einen Blick

Stellen Sie sich bitte einmal die folgende Situation vor. Eine Person steht wartend an einer roten Fußgängerampel, diese schaltet auf grün, die Person möchte losgehen. Aber sie kann den ersten Schritt einfach nicht ausführen und bleibt wie angewurzelt stehen. So etwas Unerwartetes kann einem Menschen mit einer Parkinson-Krankheit passieren. Die Störung von zielgerichteten willkürlichen Bewegungen, im Fachjargon Akinese genannt, ist eines von den vier Kardinalsymptomen dieser chronischen Krankheit. Hinzu kommen Zittern (Tremor), Muskelverspannung (Rigor) und Haltungsinstabilität. Das Muskelzittern äußert sich meistens im Ruhezustand, vor allem an den Armen. Die Muskelverspannung macht sich zum Beispiel durch einen leicht nach vorn gebeugten Rumpf und Kopf, nach vorn gezogene Schultern oder leicht angewinkelte Ellenbogen und Knie bemerkbar. Durch die Haltungsinstabilität haben Betroffene außerdem große Mühe, ihr Gleichgewicht zu halten, und können daher schneller stürzen. Geschätzt 1 % der über 60-Jährigen in Deutschland leidet an Parkinson – damit handelt es sich um eine sehr häufige neurologische Erkrankung. Weltweit ist Parkinson die neurologische Erkrankung mit dem schnellsten Anstieg der Patient:innenzahlen. Auch jüngere Menschen können schon betroffen sein. Parkinson ist nicht heilbar, schreitet jedoch meist nur sehr langsam voran. Bei frühzeitigem Erkennen kann die Krankheit gut behandelt werden.

Ausgelöst werden diese typischen Symptome, weil die Kommunikation zwischen bestimmten Nervenzellen nicht mehr richtig funktioniert. Genauer gesagt degenerieren spezielle Neuronenverbünde, die Dopamin als

Botenstoff nutzen. Neben kognitiven Reaktionen wie Motivation, Konzentration und Belohnung steuert das Dopamin vor allem Bewegungen. Ein chronischer Mangel daran kann also das Zittern, die Muskelverspannung, die verlangsamte und verminderte Bewegungsfähigkeit oder die Gleichgewichtsprobleme auslösen.

Bis zu 80 % der Parkinson-Patient:innen entwickeln auch eine Schluckstörung. Dabei können alle vier Schluckphasen von der Störung betroffen sein – vom Mundraum bis zur Speiseröhre. Analog zur gestörten Bewegung ist auch die Motorik beim Schlucken gehandicapt. Die Zunge kann sich dann zum Beispiel nur langsam und unkoordiniert bewegen, sodass das Essen länger dauert und die Mahlzeiten kleiner werden. In anderen Fällen wird der Schluckreflex verspätet ausgelöst oder die Muskulatur der Speiseröhre arbeitet nicht mehr effektiv. Häufig nehmen die Erkrankten diese Einschränkungen vor allem im Anfangsstadium aber nicht als solche wahr, sodass die Diagnose Dysphagie oft spät gestellt wird. Das Fatale daran: Nahrungsreste und Speichel biegen bei Betroffenen recht häufig unbemerkt falsch in die Atemwege ab. Es verwundert also nicht, dass die häufigste Todesursache bei Morbus Parkinson die sogenannte Aspirations-Pneumonie ist – eine Lungenentzündung, die durch das Verschlucken von Sekreten ausgelöst wird. Mittlerweile weiß man in Fachkreisen auch, dass Schluckstörungen nicht nur im Spätstadium auftreten, sondern schon ein frühes Symptom der Parkinson-Krankheit sein können: Schätzungsweise mehr als fünf Jahre kann sie der Parkinson-Erstdiagnose vorausgehen! Bei der langsam voranschreitenden Erkrankung ist das also ein sehr wichtiger Indikator, um frühzeitig etwas tun zu können. Mit speziellen Fragebögen, die extra für Parkinson-Erkrankte entwickelt wurden, lässt sich die Wahrscheinlichkeit für eine Schluckstörung gut ermitteln.

Ein großes Problem von Schluckstörungen bei Parkinson ist, neben der eingeschränkten Lebensqualität und Nahrungsaufnahme, die Einnahme von Tabletten. Medikamente, die die Dopaminproduktion unterstützen sollen, bleiben zum Beispiel im Rachen hängen und lösen sich dort auf. Sie erreichen also erst gar nicht den Magen-Darm-Trakt und können somit auch nicht optimal wirken – ein Teufelskreis: Die Erkrankung, die die Schluckstörung auslöst, kann nicht wie gewünscht therapiert werden, weil ein Symptom – die Schluckstörung eben – die Durchführung der Therapie behindert.

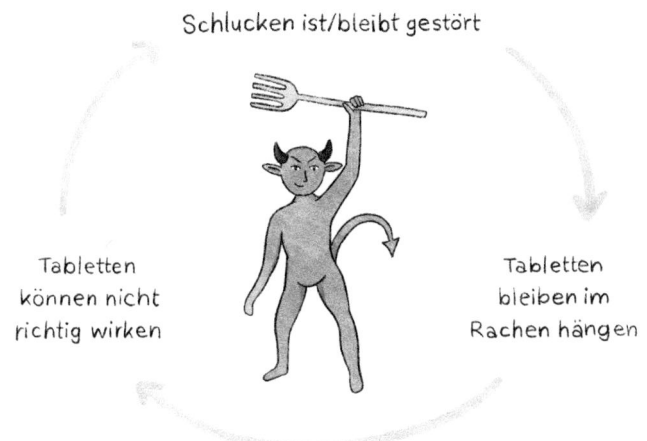

Umso wichtiger ist eine frühzeitige Diagnose. Neben spezifischen Screening-Fragebögen, die sich auch für leichte Schluckstörungen bei Parkinson eignen, und der Klinischen Schluckuntersuchung kommen auch hier die FEES und die VFSS zum Einsatz. Vor allem durch die FEES können Schwierigkeiten bei der Tabletteneinnahme genauer untersucht werden. Diese Video-unterstützte Untersuchung versetzt die Betroffenen außerdem in die Situation, dass sie ihre eigene Schluckstörung in der Untersuchung direkt beobachten können. Dadurch nehmen sie das Problem besser wahr und werden sich dessen bewusster.

Die Therapie richtet sich nach der Schwere der zugrundeliegenden Parkinson-Krankheit. Ist die betroffene Person noch im Anfangsstadium, geht es vor allem um das Wahrnehmen der Schluckstörungen und um den Erhalt eines normalen Schluckmusters. Im fortgeschritteneren Parkinson-Stadium geht es dann zum Beispiel darum, die Ernährung mit einer möglichst normalen Kost aufrechtzuerhalten und eine Mangelernährung zu verhindern. Therapieziele im Endstadium lauten vor allem: Sowohl Gewichtsverlust wie auch Lungenentzündungen vermeiden! Um diese beiden Ziele zu erreichen, ist nach aktuellem Stand der Wissenschaft eine Kombination aus Dopamin-ersetzenden Medikamenten und bestimmten logopädischen Übungen der vielversprechendste Behandlungsweg. Die Wirkung der Medikation auf die Schluckstörung lässt sich über die FEES beurteilen – und bei Bedarf auch anpassen. Wenn die Schluckstörung die Einnahme der Tabletten stark behindert, gibt es auch die Möglichkeit, dem Körper Parkinson-Medikamente über bestimmte Sonden und Pumpen zuzuführen. Ergänzend kann ein neues Verfahren unterstützen, bei dem die Schluckmuskulatur auch zuhause trainiert werden kann. Weil Parkinson-Betroffene weniger spontan schlucken, sammelt sich auch mehr Speichel an. Gegen die verminderte Schluckhäufigkeit helfen oft ganz einfache Mittel: Kaugummikauen oder das Lutschen von Salbeibonbons zum Beispiel. Sinnvoll kann auch ein Training mit einem Schluckwecker sein. Dabei trainieren Betroffene für bestimmte Zeiteinheiten das Schlucken und werden durch den Schluckwecker erinnert (auch als App vorhanden). In schwierigen Fällen kann auch die Verabreichung von Botox in die Ohr- oder Unterkieferspeicheldrüse helfen. Die Speichelproduktion wird so direkt gehemmt.

10.2 EMST: Heimtraining für die Schluckmuskeln

Das Expiratory Muscle Strength Training (EMST) ist ein mehrwöchiges Ausatmungs-Training, das die Schluckmuskulatur stärkt und dadurch nachweislich die Schluckfunktion verbessert. Mit einem Nasenclip, der die nasale Atmung unterbindet, atmet die trainierende Person dabei über ein Mundstück schnell und kräftig für ein paar Sekunden in ein Ventil aus. Der Widerstand des Ventils kann dabei individuell angepasst werden – wie Gewichte in einem Fitnessstudio. Nach einer Anleitung können Betroffene das EMST einfach zuhause selbst durchführen. Eine Trainingseinheit dauert zwischen 20 und 30 Minuten.

Eine Möglichkeit des Trainings ist zum Beispiel die 5er-Variante, die man sich auch leicht merken kann. Sie dauert insgesamt 5 Wochen, wobei jeweils an 5 Tagen pro Woche trainiert werden soll. Ein tägliches Training besteht aus 5 Atemsätzen, zwischen denen jeweils 1 Minute Pause gemacht wird. Ein Atemsatz wiederum besteht aus 5 Ausatmungen, zwischen denen einige Sekunden pausiert wird. Von Woche zu Woche kann der Widerstand des Ventils je nach persönlicher Verfassung leicht erhöht werden. EMST ist ein effektives Heimtraining für die Schluckmuskeln.

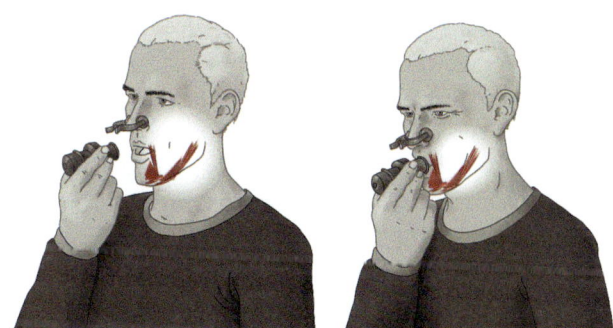

Abb. 10.1: Expiratory Muscle Strength Training (EMST) (MedicalGraphics, Michael Hoffmann)

11 Exkurs: Schluckstörungen und Ernährung – Interview mit dem Geriatrie-Professor Dr. med. Rainer Wirth

Ein sehr wichtiger Baustein der Dysphagie-Therapie ist das Ernährungsmanagement. Welche Nahrungsmittel in welcher Menge und welcher Darreichungsform eine betroffene Person aufnehmen sollte, hängt von vielen verschiedenen Faktoren ab. Ein ausgewiesener Experte auf dem Gebiet ist Prof. Dr. med. Rainer Wirth.

Er ist seit 2016 Inhaber des Lehrstuhls für Geriatrie an der Ruhr-Universität Bochum und Direktor der Klinik für Altersmedizin und Frührehabilitation im Marien Hospital Herne – Universitätsklinikum der Ruhr-Universität Bochum. Er war von 2021 bis 2023 Präsident der Deutschen Gesellschaft für Geriatrie, an der Erstellung von inzwischen drei internationalen evidenzbasierten Leitlinien zur klinischen Ernährung beteiligt und ist zertifizierter FEES-Ausbilder. Thomas Corrinth sprach mit dem Experten unter anderem über das große Problem der Mangelernährung, die Bedeutung von Mundhygiene und die wichtige Rolle von Angehörigen beim Ernährungsmanagement.

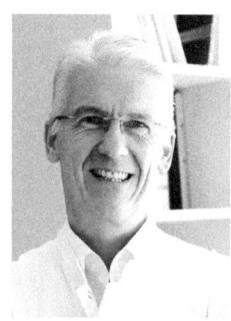

Foto: privat

T. Corrinth: In schlimmen Krankheitsfällen können Schluckstörungen sogar zu Mangelernährung führen. Wie kann es dazu kommen und was sind die Folgen?

Prof. R. Wirth: Über einen Mechanismus dieses Zusammenhangs wissen wir in der Medizin relativ genau Bescheid. Die meisten Menschen, die eine Schluckstörung haben, bekommen Hustenanfälle, wenn sie sich verschlucken. Wenn also Nahrungsbestandteile, Speichel oder Getränke in die Atemwege gelangen, dann ist der natürliche Reflex, dass sie husten. Wenn das regelmäßig über einen längeren Zeitraum passiert, dann führt das dazu, dass sie intuitiv, mehr oder weniger unbewusst die auslösenden Nahrungsmittel vermeiden. Und das führt dann dazu, dass betroffene Menschen generell das Essen und Trinken vermeiden oder bestimmte Lebensmittel, die Probleme bereiten, weglassen. Diese Vermeidung wiederum führt zu ungenügender Nahrungsaufnahme.

Ein zweiter Mechanismus besteht in einer gestörten Schluckeffizienz. Das bedeutet, dass sich die betroffenen Menschen zwar nicht verschlucken, aber zum Beispiel aufgrund einer reduzierten Kraft der Schluckmuskulatur nicht genug Nahrung zu sich nehmen können. Im Unterschied zu Patient:innen, die sich häufig bei Getränken verschlucken, haben diese Menschen vor allem Schwierigkeiten mit dem Verzehr fester Speisen, wie etwa Fleisch und Brot.

Wahrscheinlich gibt es noch einen dritten Mechanismus, der noch nicht richtig erforscht ist. Wenn man unabhängig davon, ob man hustet oder nicht, ständig Nahrungsbestandteile und Speichel, der ja auch Bakterien enthält, in die Luftröhre bekommt, löst das eine chronische Entzündung aus. Das führt dann nicht immer zu einer richtigen Lungenentzündung, aber denkbar ist eine chronische Bronchitis. Und jede Form der Entzündung im Körper führt zu Appetitlosigkeit. Man kennt das selbst, wenn man während eines grippalen Infekts meist überhaupt keinen richtigen Appetit hat. Ausgelöst wird dies von Entzündungsbotenstoffen und die greifen direkt im Appetitzentrum an und unterdrücken dadurch den Appetit. Relativ gut erforscht ist, dass eine Entzündung den Appetit unterdrückt. Dass das auch bei einer chronischen Schluckstörung der Fall ist, wäre aus meiner Sicht logisch – hier braucht es aber noch Forschung.

T. Corrinth: Wenn allein schon das falsche Abbiegen – die Aspiration – von Speichel in die Luftröhre zu Entzündungen führen kann, scheint die Mundhygiene für schluckgestörte Menschen ja besonders wichtig zu sein (▶ Kasten 11.1)

Prof. R. Wirth: Absolut, die Mundhygiene wird allgemein bei Schluckstörungen wahrscheinlich immer noch dramatisch unterschätzt – aber nicht nur da. Wenn die Mundhygiene bei einer kranken Person schlecht ist, dann verschluckt sie mit dem Speichel auch jede Menge Bakterien. Und das ist natürlich besonders dramatisch, wenn man Schluckstörungen hat. Man muss sich darüber im Klaren sein, dass Essen und Trinken zwar der Ernährung dienen, aber sie dienen gleichzeitig auch der Reinigung unseres Mund-Rachenraums, indem die Flüssigkeiten durchspülen. Wenn man nun eine starke Schluckstörung hat, fällt dieser typische Reinigungsmechanismus weg. Das versetzt den Menschen mit einer Schluckstörung in ein höheres Risiko, dass sich Krankheitserreger im Rachenraum ausbreiten können. Und das Zweite ist: Wenn man krank ist, ist man tendenziell antriebsärmer und, etwa mit einer Halbseitenlähmung nach einem Schlaganfall, behindert in seiner Mundpflege. Da ist gute Unterstützung seitens des Pflegepersonals und der Angehörigen wichtig!

Kasten 11.1: Mundhygiene für schluckgestörte Menschen

Studien zeigen, dass eine schlechte Mundgesundheit bei Dysphagie-Patient:innen das Risiko für eine Lungenentzündung erhöhen kann. Vor allem über verschluckten Speichel gelangen Bakterien in die Atemwege. In der professionellen Pflege werden deswegen bei Betroffenen einfache Mundhygiene-Protokolle und konkrete Maßnahmen mehrmals täglich angewendet, um die Mundgesundheit zu verbessern. Dazu zählen Zahnreinigungen, Zahnfleischmassagen und auch die Reinigung von Zahnersatz. Bei Menschen, die nicht oral ernährt werden, ist es zudem wichtig, die Mundschleimhaut vor Austrocknung und Entzündung zu schützen – etwa mit Inhalationen und antiseptischen Mundspülungen (sofern Schutzreflexe vorhanden sind).

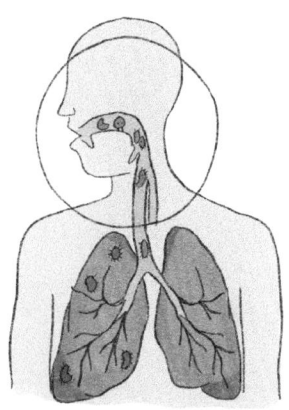
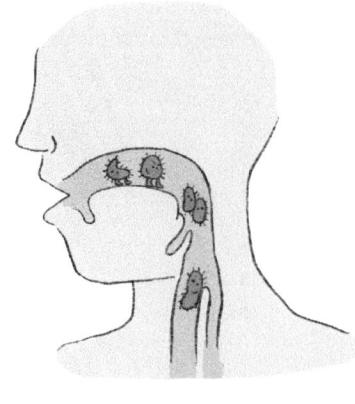

T. Corrinth: Können denn Ernährungssonden vor dem falschen Abbiegen in die Luftröhre schützen?

Prof. R. Wirth: Die Sonden können zumindest nicht verhindern, dass Speichel aspiriert wird. Bakteriell kontaminierter Speichel kann also auch bei Sonden-ernährten Menschen zu Lungenentzündungen führen. Vermutlich werden diese sogar häufiger durch Speichel ausgelöst als durch Lebensmittel, die sich in die Lunge verirrt haben. Weil es bei den Sonden also vor allem um den Erhalt des Ernährungszustandes und nicht um die Verhinderung von Aspiration geht, wird ihr Einsatz immer individuell betrachtet und abgewogen.

T. Corrinth: Speziell bei älteren Menschen nimmt naturgemäß auch die Muskelmasse ab. Welche Rolle spielt diese sogenannte Sarkopenie bei Schluckstörungen?

Prof. R. Wirth: Das ist quasi ein richtiger Teufelskreis, der aber auch noch nicht gut erforscht ist. Wenn ein Mensch Schluckstörungen hat, isst er insgesamt weniger. Wenn er weniger isst, wird die Muskulatur noch schwächer, als sie im Alter ohnehin schon ist. Und wenn die Muskulatur schlechter wird, wird auch die Schluckmuskulatur schlechter. Der Hustenstoß wird dadurch auch schwächer. Das heißt: Wenn etwas aufgrund der Schluckstörung in die falsche Röhre gelangt, ist das besonders gravierend, weil die Hustenkraft nicht mehr ausreicht, um es wieder komplett auszuhusten.

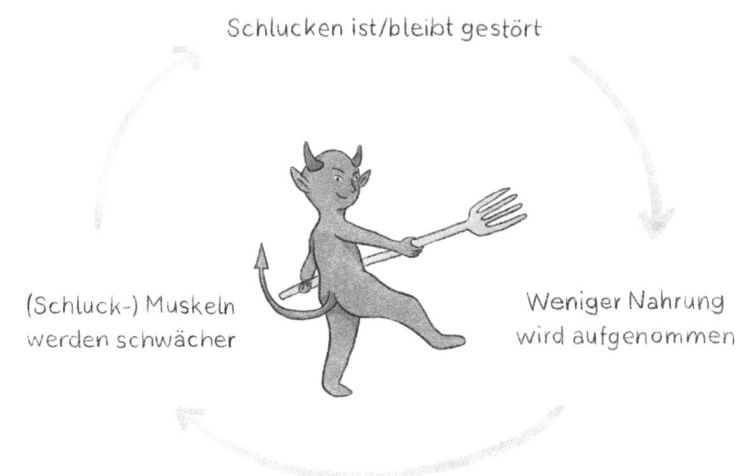

T. Corrinth: Können auch übergewichtige Menschen von Mangelernährung betroffen sein?
Prof. R. Wirth: Ja, auf jeden Fall! Mangelernährung ist nicht das Gegenteil von Übergewicht. Denn das Entscheidende an der Mangelernährung ist nicht so sehr das Körpergewicht, sondern die Dynamik des Gewichtsverlusts. Wenn man durch fehlende Kalorien und Proteine rapide Gewicht und auch Muskulatur verliert, ist das Gehirn phasenweise unterversorgt mit Nährstoffen und muss sich auf den Hungerstoffwechsel oder auf andere Nährstoffe umstellen. Das passiert bei einem 150 Kilo-Menschen genauso wie bei einem 50-Kilo-Menschen. Die mangelernährten Betroffenen sind dann körperlich geschwächt, das Immunsystem funktioniert nicht mehr so gut, sie können sich schlechter konzentrieren, die Stimmung wird schlechter und auch die Wundheilung ist beeinträchtigt – gerade bei älteren, bettlägerigen Menschen ist das ein Problem.

T. Corrinth: Wie wird bei einem schluckgestörten Menschen die individuelle Ernährungssituation denn genau analysiert? Und wie findet man heraus, welche Nahrungsmittel Probleme bereiten?
Prof. R. Wirth: Das hat zwei Facetten. Einmal wird generell der Ernährungszustand erfasst. Dafür gibt es verschiedene Screening-Tests. Über Punktesysteme, die verschiedene Faktoren berücksichtigen, wie zum Beispiel den Gewichtsverlust oder den Body-Mass-Index, kann man sehr schnell ermitteln: Liegt eine Mangelernährung oder ein Risiko für Mangelernährung vor und wenn ja, wie ausgeprägt ist die Situation? Je nach Grad der Mangelernährung werden dann bestimmte Maßnahmen angewendet, in der Praxis zum Beispiel Trinknahrung eingesetzt. Das ist das allgemeine ernährungsmedizinische Vorgehen.

Dann gibt es sozusagen noch ein schluckspezifisches Vorgehen. Wenn verfügbar und möglich, sollte man in einer technischen Untersuchung, in der Regel ist das inzwischen die FEES, testen, welche Nahrungskonsistenzen am sichersten geschluckt werden können und bei welchen Nahrungskonsistenzen Symptome einer Schluckstörung auftauchen. Meistens wird das in vier oder fünf Stufen gemacht. Zunächst mit Wasser, dann mit sirupartig angedickten Flüssigkeiten, mit honigartig angedickten und schließlich mit puddingartig angedickten Flüssigkeiten. Die Andickung kann der betroffenen Person dabei helfen, dass sie Flüssigkeiten nicht mehr so schnell in die falsche Röhre bekommt, weil die angedickte Substanz langsamer fließt. Oft wird dann noch etwas Festes wie ein Stückchen Weißbrot getestet. Wenn es entsprechende Auffälligkeiten gibt, geben wir in der Klinik auch noch Placebo-Tabletten, um zu sehen, wie der oder die Betroffene mit Tabletten zurechtkommt.

Die Patient:innen sollten nach der Testung der verschiedenen Konsistenzen natürlich mit den Konsistenzen ernährt werden, die am sichersten geschluckt werden können. Idealerweise wird der Standard aus der Diagnosestellung mittels FEES – zum Beispiel eine konkrete Menge Andickungsmittel auf 100 Milliliter Flüssigkeit – auch in der Küche und auf der Station angewendet, damit die Ernährung deckungsgleich ist mit dem, was bei der Diagnostik getestet wurde.

Von der »International Dysphagia Diet Standardisation Initiative« (IDDSI) gibt es ein international standardisiertes Stufensystem für die

Andickung von Getränken und die Konsistenzmodifikation der Nahrung. Dieses System dient der einheitlichen Verständigung, da ganz klar definiert ist, was die Konsistenzstufen 0 bis 7 bedeuten (▶ Abb. 11.1).

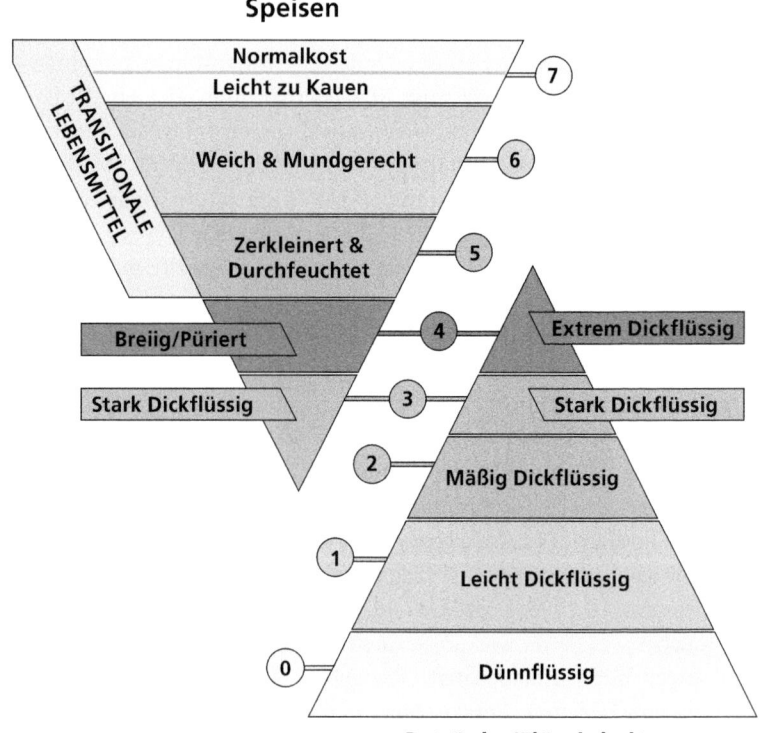

Abb. 11.1: Die Konsistenz-Pyramide IDDSI
(IDDSI-Framework 2.0, mit freundlicher Genehmigung aus Kraemer, M. et al. (2019). IDDSI Grundstruktur Testmethoden 2.0 2019. https://iddsi.org/IDDSI/media/images/Translations/IDDSI_Testing Methods_V2_German_Final_22Jun2020.pdf sowie Cichero, J. A. Y. et al. (2020). Release of updated International Dysphagia Diet Standardisation Initiative Framework (IDDSI 2.0). J Texture Stud 51(1): 195–196.)

T. Corrinth: Wie funktioniert das Andicken genau?
Prof. R. Wirth: Das Grundprinzip ist wie beim Tapetenkleister: Das Andickungsmittel geht eine chemische Verbindung mit dem Wasser ein, dadurch verfestigt sich das Ganze. Wenn man Kleister länger stehen lässt, dickt der nach. Dasselbe passiert mit dem Andickungsmittel. Dieses Nachdicken muss man auch einkalkulieren. Deswegen ist es wichtig, sich nicht auf sein Gefühl beim Anrühren zu verlassen, sondern mit klar definierten Mengen zu arbeiten, die auf den jeweiligen Packungen des Andickungsmittels stehen. Sonst kann so ein angedicktes Getränk, das nachgedickt ist, weniger appetitlich sein für Patient:innen. Die Erfahrung in meiner täglichen Praxis zeigt auch: Je mehr man andickt, desto geringer ist die Akzeptanz bei den schluckgestörten Menschen. Und das wiederum bringt das Risiko Mangelernährung mit sich, weil die Betroffenen nicht mehr genügend Kalorien zu sich nehmen und zu wenig trinken, weil sie zu viel Angedicktes nicht mögen. Deswegen gilt der Leitspruch: So viel wie nötig, aber so wenig wie möglich!

T. Corrinth: Geschmäcker sind ja bekanntlich sehr verschieden. Wie können bei der richtigen Ernährung dann Kompromisse gefunden und auch persönliche Vorlieben berücksichtigt werden?
Prof. R. Wirth: Dabei spielen verschiedene Faktoren eine Rolle. Wie stark ist die Schluckstörung? Wie viele verschiedene Konsistenzen sind betroffen? Hustet die Person spontan, wenn sie sich verschluckt? Und: Wie kräftig ist ihr Hustenstoß? Auf Basis dieser Faktoren wird dann gemeinsam geschaut, welche Ernährung vertretbar ist, damit die Lebensqualität beibehalten wird und auch das ausreichend gegessen werden kann, was gut schmeckt. Wenn zum Beispiel die Hustenfunktion völlig intakt ist, kann man auch bei jemandem mit einer ausgeprägten Schluckstörung relativ liberal sein.
In der Praxis finden wir dann meistens gute Kompromisse – einer ist das sogenannte »Free Water Protocol«. Das erkläre ich mal an einem Beispiel eines Patienten, der Flüssigkeiten aspiriert. Saurer Saft könnte gefährlich für seine Atemwege sein, deswegen würden wir empfehlen, komplett auf diesen Saft zu verzichten oder ihn zumindest anzudicken, damit er nicht aspiriert wird. Wenn eine klare Flüssigkeit wie Bier oder Mineralwasser dagegen aspiriert wird, wäre das vertretbar. Die Voraus-

setzung dafür ist allerdings: Das Bier oder Mineralwasser müsste getrennt, also eine halbe Stunde nach dem Essen, getrunken werden. Denn wenn es während der Mahlzeit getrunken wird, könnten Gekautes oder Reste aus der Mundhöhle zusammen mit der Flüssigkeit in die Luftröhre gelangen. Beim »Free Water Protocol« gilt also: Zu den Mahlzeiten alles wie vorgeschrieben – nur angedickte Flüssigkeiten und die vorgeschriebenen Nahrungskonsistenzen. Aber eine halbe Stunde nach dem Essen bis zur nächsten Mahlzeit dürfen klare Flüssigkeiten getrunken werden, weil diese allein konsumiert nicht so gefährlich sind. Das ist ein Kompromiss, auf den sich viele Schluckgestörte gut einlassen können und dann auch die Andickung bei den Mahlzeiten tolerieren. Studien belegen, dass es durch das »Free Water Protocol« auch nicht zu mehr Lungenentzündungen kommt – es ist also relativ sicher.

T. Corrinth: Gibt es grundsätzlich bestimmte Lebensmittel oder Flüssigkeiten, die Menschen mit einer Schluckstörung möglichst vermeiden sollten?
Prof. R. Wirth: Da gibt es einige Gruppen, die Probleme bereiten. Besonders Krümeliges, weil das schon sehr leicht aspiriert werden kann, schon fast mit einer tiefen Einatmung. Stark Schleimbildendes oder Klebriges wie zum Beispiel eine Schokolade, deren Reste noch lange im Rachenraum verbleiben, sind ebenfalls ungünstig. Faseriges, zum Beispiel ein langes Salatblatt, ist nicht vorteilhaft für Schluckgestörte. Generell vermeiden sollten sie Mischkonsistenzen, also zum Beispiel Suppe mit fester Einlage wie Fleisch oder Erbsen. Denn eine häufige Ursache der Schluckstörungen ist die verminderte Sensorik im Mund-Rachenraum. Das heißt, jemand spürt nicht mehr richtig, was er oder sie im Mund hat. Und wenn sich dann beides – Flüssiges und Festes – im Mund befindet, ist das extrem schwierig zu managen, wenn das Gespür im Mund nicht da ist. Während der Kiefer darauf fokussiert ist, das Feste zu bearbeiten, läuft die Flüssigkeit schon in den Rachenraum. Zu empfehlen wäre also: Erst die Suppe, dann das Fleisch – Trennkost sozusagen.

11 Exkurs: Schluckstörungen und Ernährung

T. Corrinth: Es gibt verschiedene Ernährungs-Sonden (▶ Abb. 11.2). Wann ist eine Nasensonde angebracht und wann eine perkutane endoskopische Gastrostomie (PEG)?

Prof. R. Wirth: Das ist eine Abwägungssache. Grundsätzlich heißt es in unseren medizinischen Leitlinien dazu: Wenn erwartet wird, dass die Ernährung bei einer Patientin oder einem Patienten weniger als vier Wochen defizitär ist und eine Nasensonde akzeptiert wird, dann wird eine Nasensonde gelegt. Es gibt hier mittlerweile Sonden aus besonders weichem Material wie zum Beispiel Silikon, die kaum bemerkt und sehr gut toleriert werden. Wenn dagegen erwartet wird, dass die Nahrungsaufnahme über mehr als vier Wochen defizitär ist, dann kann frühzeitig eine Bauchdeckensonde gelegt werden, wenn die betroffene Person damit einverstanden ist. In der Praxis erleben wir auch häufig, dass ältere, verwirrte Menschen nicht mit einer Nasensonde zurechtkommen und sich diese wiederholt entfernen – dann wäre auch die Bauchdeckensonde die bessere Alternative.

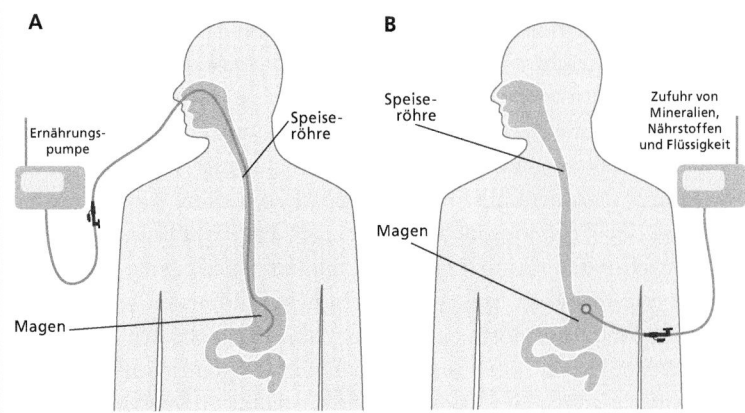

Abb. 11.2: Überblick über verschiedene Ernährungssonden
A: nasogastrale Sonde; B: PEG bzw. Bauchdeckensonde

T. Corrinth: Und wenn eine betroffene Person partout keine Sonde haben möchte?
Prof. R. Wirth: Das muss man natürlich akzeptieren, wenn ein Mensch trotz Aufklärung über die Risiken keine Sonde möchte. Wobei ich die Erfahrung in der Praxis mache, dass meistens ein guter Kompromiss gefunden wird. Wenn zum Beispiel ganz klar kommuniziert wird, dass die Magensonde nicht als Dauermaßnahme gedacht ist, sondern nach x Wochen oder Monaten wieder entfernt werden kann, dann wird sie auch besser akzeptiert.

T. Corrinth: Gibt es auch Fälle, in denen eine künstliche Ernährung keinen Sinn macht?
Prof. R. Wirth: Das ist quasi der klassische Fall einer wirklich schweren Demenzerkrankung: Wenn jemand entweder es von den Bewegungsabläufen her nicht mehr schafft, sich zu ernähren, oder weil die Schluckstörung so schlimm ist – und das trifft häufig auf spätere Krankheitsstadien einer Demenz zu. In einer solchen Situation macht eine Sondenernährung keinen Sinn und hält den Verlauf der Erkrankung nicht wirklich auf. Dann kommt das zur Anwendung, was wir in den medizinischen Leitlinien »Comfort Feeding« nennen. Es bedeutet: Wenn Patient:innen Appetit haben, sollen sie essen und trinken können, was sie möchten. Aber wenn sie keinen Appetit haben, lässt man sie auch gewähren und begleitet palliativmedizinisch bis zum Tod. Man versucht also nicht, den Nährstoffbedarf zu decken, was die medizinische Perspektive ist, sondern versucht, es den Patient:innen angenehm zu machen und sie nicht zu bedrängen. Denn die Bedarfsdeckung wirkt sich erst über einen längeren Zeitraum aus und macht bei jemandem, der vielleicht nur noch drei Monate zu leben hat, keinen Sinn.

Wenn der Fall nicht so klar ist, treffen wir gemeinsam mit den Bevollmächtigten, also mit den rechtlich zuständigen Menschen, für diese betroffene Person manchmal auch eine Übereinkunft, dass wir sagen: Wir machen jetzt einen zeitlich limitierten Behandlungsversuch mit künstlicher Ernährung und schauen, wie das funktioniert. Das ist eine gute Sache, weil man den Angehörigen damit auch vermitteln kann: Es wurde wirklich alles versucht, aber man ist auch bereit, wenn es erfolglos ist, sich wieder zurückzunehmen und nicht bis zum Lebensende zu ernähren. Damit wird den Angehörigen auch die Angst genommen, dass man die betroffene Person »nicht einfach sterben lässt«.

T. Corrinth: Ein sehr wichtiger Faktor, damit das Essen Freude bereitet, ist seine Zubereitung. Wie kann man zum Beispiel pürierte Kost attraktiver machen, auch in Krankenhäusern? Grau und pampig muss doch nicht sein, oder?

Prof. R. Wirth: Nein, das muss überhaupt nicht sein. Es gibt gute Möglichkeiten, das Essen attraktiv zu machen und das ist auch nicht aufwändig. Bei uns in der Klinik haben wir ein reichhaltiges Angebot an optisch und geschmacklich ansprechender pürierter Kost. Das Vorgehen kann man am Beispiel der Bochumer Currywurst erklären. Die Wurst wird püriert, dann wieder in eine Wurstform gebracht und auch ein bisschen gewürzt. Die sieht aus wie eine Currywurst und schmeckt auch wie eine Currywurst, weil wirklich Currywurst drin ist. Und das hat eine ganz andere Akzeptanz bei den Patient:innen. Man kann zum Beispiel auch pürierte Erbsen mit Silikonförmchen in eine Form bringen, die nach Erbsen aussieht. Das ist ein ganz anderes optisches und auch haptisches Erlebnis, wenn pürierte Erbsen in dieser Form angeboten werden. Das können Angehörige auch ganz leicht zuhause machen. Es gibt zum Beispiel spezielle Kochbücher für pflegende Angehörige von Schluckgestörten und Demenzerkrankten (▶ Kasten 11.2).

T. Corrinth: Apropos: Welche Rolle spielen Angehörige insgesamt beim Ernährungsmanagement?

Prof. R. Wirth: Sie spielen immer dann eine Rolle, wenn sie als pflegende Personen involviert sind. Das reicht vom Erstellen eines Ernährungsplans über das Einkaufen bis hin zur Zubereitung und zum Anreichen der Mahlzeiten. Das ist eine große Verantwortung, die viele Angehörige auch unter Druck setzt – wir nennen das im Fachjargon »Caregiver Burden«, also Belastung der Pflegenden. Angehörige fühlen sich überfordert, weil sie denken, sie werden ihrer Rolle nicht gerecht und versorgen die gepflegte Person nicht ausreichend mit Nahrung. Wenn es auch medizinisch sinnvoll ist, kann dann manchmal auch eine Sondenernährung eine Entlastung darstellen. Insgesamt haben die Angehörigen von Schluckgestörten eine enorm wichtige Rolle – es ist daher sehr wichtig, dass sie gut aufgeklärt und unterstützt werden.

T. *Corrinth:* Herzlichen Dank für das spannende und informative Gespräch, Herr Professor Wirth.

Kasten 11.2: Buch-Tipps

- *Janac C, Koller F, Kreuter-Müller M, Tomic M (2023) Ernährung bei Schluckstörungen. facultas/maudrich.*
Das Buch bietet viele Tipps und Techniken zur Lebensmittelauswahl, zum richtigen Kochen, Essen und Trinken sowie 120 Rezepte für alle Schluckstufen.
- *Menebröcker C, Rebbe J, Gross A (2010) Kochen für Menschen mit Demenz: Genuss im Alter. Books on Demand.*
Das Buch erklärt einfühlsam und leicht verständlich das Essverhalten demenzkranker Menschen und zeigt auf, mit welchen Mitteln die Betreuenden eine möglichst gute Esssituation schaffen können.
- *Nißle D, Husemeyer IM, Borasio GD (2016) Ernährung bei Schluckstörungen. Eine Sammlung von Rezepten, die das Schlucken erleichtern. Kohlhammer Verlag.*
Das Buch enthält eine umfangreiche Rezepte-Sammlung sowie wertvolle Hinweise zum Kochen, zu Sonden- und Trinknahrungen sowie Supplementen.

12 Demenz

12.1 Wichtiges auf einen Blick

Ständiges Vergessen und Verwirrt-Sein: Vor allem damit bringen Sie vermutlich Demenz in Verbindung, oder? Etwa 1,8 Millionen Menschen in Deutschland leben aktuell mit der Erkrankung – sie ist also eine echte Volkskrankheit! Eine Volkskrankheit, die hierzulande in einer alternden Gesellschaft zukünftig eine noch größere Rolle spielen wird, denn sie tritt mit zunehmendem Lebensalter auch immer häufiger auf. In rund zwei Drittel aller Fälle handelt es sich dabei um eine Alzheimer-Demenz, seltener treten die sogenannte Lewy-Körper-Demenz, die frontotemporale Demenz und die vaskuläre Demenz auf. Die meisten dieser Demenz-Erkrankten entwickeln auch eine Schluckstörung – allein bei der Alzheimer-Demenz sollen es Studien zufolge über 80% der Betroffenen mit moderaten oder schweren Krankheitsverläufen sein. Je fortgeschrittener die Demenzerkrankung, desto schlechter funktioniert meistens auch das Schlucken.

Die besondere Herausforderung bei der Demenz ist: Neben den motorisch oder sensorisch bedingten Schluckstörungen kommen auch die anfangs genannten kognitiven Beeinträchtigungen hinzu. Und die erschweren natürlich auch die Nahrungsaufnahme. Zum Beispiel wissen Betroffene nicht mehr, wie sie das Besteck benutzen und das Essen zum Mund führen sollen. Oder sie erkennen die Nahrungsmittel nicht und haben deswegen sogar Angst vor dem Essen und Trinken. Oder sie vergessen, ausreichend zu kauen oder zu trinken, sodass Bolusreste im Mund- und Rachenraum bleiben. Studien haben zudem gezeigt, dass vor allem bei Flüssigkeiten der Schluckreflex verzögert sein kann. Unbeobachtet und ohne Unterstützung kann all das gravierende Folgen haben: Mangelernährung, Gewichtsverlust, Dehydratation – und relativ häufig auch Lungenentzündungen! Die kognitiven Probleme müssen bei einer zielgerichteten Therapie also auch mitberücksichtigt werden, die meist medikamentöse, logopädische und physiotherapeutische Maßnahmen umfasst. Um der Vergesslichkeit, der geringeren Aufmerksamkeit und der Unruhe von Betroffenen angemessen zu begegnen, können schon einige Regeln helfen. Die Ess-Situation kann zum Beispiel verbessert werden, indem die Mahlzeiten immer am gleichen Ort und zur gleichen Zeit eingenommen werden. Oder indem Ablenkungsquellen wie der Fernsehapparat oder das Radio während der Mahlzeit ausgeschaltet werden und eine ruhige, entspannte Atmosphäre geschaffen wird. Farbiges Geschirr und Besteck können durch den höheren Kontrast zur Umwelt dabei unterstützen, die Aufmerksamkeit stärker auf die Nahrungsaufnahme zu richten. Außerdem kann Fingerfood eine gute Alternative zur normalen Zubereitungsform sein, wenn Betroffene das Besteck nicht mehr richtig benutzen. Da Demenz-Erkrankte häufiger Flüssigkeiten als feste Nahrung verschlucken, kann im Einzelfall auch das Andicken von Flüssigkeiten hilfreich sein. All diese Maßnahmen richten sich jeweils nach der individuellen Ausprägung und nach dem Krankheitsstadium der betroffenen Person.

Gerade Menschen im fortgeschrittenen Demenz-Stadium sind dabei auf Unterstützung anderer Menschen angewiesen. Auf Menschen, die sie an die Nahrungsaufnahme und auch Medikamenteneinnahme erinnern und dazu motivieren. Auf Menschen, die das Essen klein schneiden oder es auch anreichen. Menschen, die bei der Mund- und Zahnpflege unterstützen, weil zum Beispiel das Zähneputzen vergessen oder nicht mehr ausreichend durchgeführt wird. Neben dem Pflegepersonal haben deswegen Angehörige eine besondere Bedeutung für Demenz-Erkrankte.

12.2 Angehörigen-Gespräch: Wenn das Interesse für Jazz-Musik größer ist als für die eigenen Medikamente

Seine Erfahrungen bei der journalistischen Aufbereitung dieses Kapitels beschreibt Thomas Corrinth so:

»Die schluckgestörten Menschen, die ich bisher kennenlernen durfte, konnten ihr Problem weitestgehend selbst angehen. Bei Demenz-Erkrankten ist das anders, weil sie eben auch zunehmend kognitiv beeinträchtigt sind. Ich wollte daher wissen: Wie ist das für eine angehörige Person, die täglich erlebt, wie ein geliebter Mitmensch sich nicht mehr richtig ernähren kann und Dinge vergisst? Wie kann man dann zum Beispiel bei der Tabletten-Einnahme unterstützen? Dafür sprach ich mit Barbara S. Ihr Mann Peter litt unter einer Lewy-Körper-Demenz, die in Verbindung mit Parkinson-Symptomen auftritt. Bis zu seinem Tod mit 83 Jahren unterstützte und begleitete Barbara S. ihren Ehemann intensiv.«

Barbara S. beschreibt im Gespräch mit dem Autor ihre Erfahrungen folgendermaßen:

»In den letzten zwei, drei Jahren seines Lebens wurde das Schlucken zunehmend zu einem Problem für meinen Mann. Ich habe ihm dann vor allem weiche Nahrungsmittel wie Apfelmus oder pürierte Erdbeeren zubereitet. Auch das Schlucken von Tabletten war irgendwann nicht mehr möglich für ihn. Die Tabletten habe ich dann zermörsert und mit in die Mahlzeit reingetan, damit sie heruntergleiten können. Bei allen Mahlzeiten am Tag war ich immer dabei und habe Peter darüber aufgeklärt, was es zu essen gibt. Er war also nie allein in dieser Zeit – sonst hätte er das Essen vielleicht vergessen.

So hat mein Mann in den letzten zwölf Lebensmonaten auch nicht mehr eigenständig essen und trinken können und musste immer stärker dazu motiviert werden. Auch seine Feinmotorik, um die Nahrung überhaupt zum Mund führen zu können, ließ immer stärker nach. Ich habe ihn also auch gefüttert. Eingesetzt habe ich dabei ausschließlich hochkalorische Trinknahrung. Die ist nicht ganz kostengünstig, wird aber von den Krankenkassen erstattet. Ganz am Schluss, kurz vor seinem Tod, verzog Peter regelmäßig sehr stark das Gesicht beim Schlucken. Offensichtlich muss es dann nur noch mit großen Schmerzen verbunden gewesen sein.

Rückblickend hat mich überrascht, wie viel Unwissenheit über Schluckstörungen im Zusammenhang mit Demenz und Parkinson vorherrscht, sogar in Krankenhäusern. Zum Beispiel habe ich erlebt, dass das Pflegepersonal die Tabletten – in Hochzeiten musste mein Mann rund 20 Pillen über den Tag verteilt einnehmen – einfach in einem kleinen Becher auf seinen Nachttisch gestellt hat. Wenn ich dann zu Besuch kam, war der Becher umgekippt und die bunten Pillen lagen auf dem Zimmerboden verteilt. Darauf habe ich das Personal dann natürlich aufmerksam gemacht – und selbst angefangen, die Medikamenteneinnahme zu überwachen, wenn ich vor Ort war. Dem, was meinen Mann interessierte im Leben – Jazzmusik zum Beispiel – konnte er trotz Krankheit noch große Aufmerksamkeit schenken. Tabletten bekamen seine freiwillige Aufmerksamkeit allerdings nicht mehr.

Als Angehörige fand ich es ganz wichtig, im engen Austausch mit den Ärzt:innen zu stehen. Damit ich auch meine Beobachtungen – denn ich verbrachte viel mehr Zeit mit meinem Mann – mit einbringen konnte, um den Expert:innen vielleicht auch wertvolle Hinweise für die Behandlung von Peter geben zu können. Und ich empfehle jedem und jeder betroffenen Angehörigen, eine Selbsthilfegruppe aufzusuchen und dort hinzugehen. Um sich mit anderen Betroffenen auszutauschen, gegenseitig Tipps zu geben oder wichtige Fachvorträge von Expert:innen zu erleben. Mich persönlich hat das sehr gestärkt, mit der schwierigen Situation umzugehen.«

12 Demenz

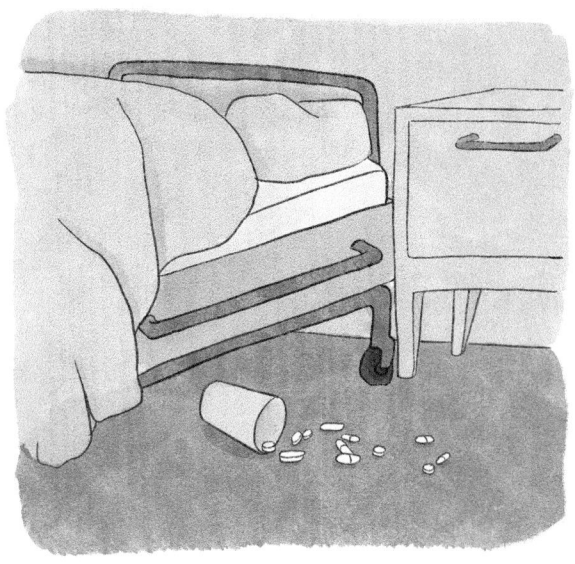

13 Multiple Sklerose (MS)

13.1 Wichtiges auf einen Blick

Bei dieser chronischen Autoimmunerkrankung bildet sich unter anderem die sogenannte »weiße Substanz« im Gehirn zurück: Die betroffenen Nervenzellen verlieren aufgrund von Entzündungsprozessen nach und nach ihre Hüllen (Myelinhüllen) und können dadurch ihre normale Funktion nicht mehr ausführen. In geschätzt 80% aller Fälle tritt die Krankheit gerade zu Beginn in zeitlich begrenzten Schüben auf – immer dann, wenn neue Entzündungsprozesse im Gehirn ablaufen. Nach jedem Schub können neue Symptome hinzukommen, die die Motorik und die Sensibilität beeinträchtigen, zum Beispiel Sehstörungen oder Muskellähmungen. Rund die Hälfte aller schubförmigen Verläufe geht nach einigen Jahren in eine progrediente Phase über – die Krankheit schreitet dann ohne plötzliche Schübe fort. Schätzungsweise zwischen 30 und 40% aller MS-Erkrankten haben eine Dysphagie, wobei sich der Schweregrad stark unterscheiden kann. Wenn der Hirnstamm beteiligt ist (ähnlich wie beim Wallenberg-Syndrom), treten Schluckstörungen besonders häufig auf.

Weil sich die Entzündungsherde im Gehirn sehr unterschiedlich ausbreiten können, gibt es kein typisches Störungsmuster beim Schlucken – eine genaue Anamnese (ggf. inklusive spezieller Fragebögen) ist also sehr wichtig. Am häufigsten werden Beeinträchtigungen in der pharyngealen Schluckphase beobachtet, vor allem wenn der Hirnstamm beteiligt ist. Dann funktioniert zum Beispiel der obere Schließmuskel der Speiseröhre nicht mehr ordnungsgemäß oder Bolusreste verbleiben im Rachen. Das Risiko ist also groß, dass Schluckmaterial falsch abbiegen und Lungen-

13 Multiple Sklerose (MS)

entzündungen auslösen kann – die häufigste Todesursache bei MS-Erkrankten! Es gibt einige Besonderheiten bei Schluckstörungen im Zusammenhang mit MS. Zum einen sind schon junge Menschen davon betroffen: Häufig liegen die Erstdiagnosen zwischen dem 20. und 40. Lebensjahr. Zum anderen ist die große Bandbreite typisch, wie sich Schluckstörungen bei diesem sehr komplexen Krankheitsbild äußern können. Bei manchen Menschen treten sie zum Beispiel nur während der Schübe auf, bei anderen permanent. Außerdem kommen Schluckstörungen in isolierter Form nur sehr selten vor. Die meisten MS-Erkrankten weisen noch so viele andere Symptome, zum Beispiel auch kognitive Störungen, auf, dass die Dysphagie subjektiv eher eine untergeordnete Rolle spielt. Dementsprechend wird sie oft unterschätzt oder gar nicht bemerkt, sowohl von Patient:innen als auch von Ärzt:innen.

13.2 Betroffenen-Gespräch: Wenn Schluckstörungen eine Nebenrolle spielen

Seine Erfahrungen bei der journalistischen Aufbereitung dieses Kapitels beschreibt Thomas Corrinth so:

»Das Gespräch mit Wiebke T. hat mich besonders berührt. Sie leidet an einer schweren Form von MS, bei der das Kleinhirn und der Hirnstamm betroffen sind. Ihren ersten Schub hatte sie im Jahr 2001, damals war sie 24 Jahre alt. Im Laufe der nächsten Jahre folgten rund 20 weitere Schübe. Seit einigen Jahren ist die heute 46-Jährige schubfrei und bewältigt ihren Alltag in einem Rollstuhl. Bei unserer ersten Kontaktaufnahme wurde sehr schnell deutlich, mit welchen Herausforderungen Wiebke T. konfrontiert ist: Sie hat zum Beispiel auch große Mühe zu sprechen. Während des Telefonats musste ich mich deswegen sehr stark konzentrieren, um sie überhaupt verstehen zu können. Trotz dieser schwierigen Rahmenbedingungen hatten wir ein schönes Gespräch, in der sie sehr offen über ihre Situation berichtete. Und mir wurde klar, wie subjektiv unterschiedlich die Belastung durch Schluckstörungen sein kann.«

Wiebke T. beschreibt im Gespräch mit dem Autor ihre Erfahrungen folgendermaßen:

»Ich hatte so viele Schübe in meinem Leben. Bei einem Schub war es so schlimm, dass ich ganz heftige Schluckstörungen und dann einen schweren Infekt bekommen habe. Zu dem Zeitpunkt konnte ich eine Woche lang nur pürierte Kost und angedickte Flüssigkeiten zu mir nehmen. Das war nicht schön, wenn man sogar seinen Kaffee andicken muss.

Mein letzter Schub ist nun ungefähr fünf Jahre her – und die Schluckstörungen sind Gott sei Dank besser geworden. Es kommt mal vor, dass ich mich verschlucke, auch an meinem eigenen Speichel. Ich kaue sehr, sehr lange, bis ich etwas herunterschlucke. Aber ich kann noch alles essen – bis auf Reis, darauf verzichte ich lieber. Und ich habe mir angewöhnt, dass ich kein Essen und Trinken zusammen einnehme. Ich esse erst komplett auf, schaue, dass mein Mund leer ist und dann trinke ich etwas. Um meine Krankheit zu behandeln, mache ich viele Therapien parallel: Ich bekomme Medikamente als Infusion und Spritzen, einmal in der Woche Logopädie, zweimal in der Woche Ergotherapie und zweimal in der Woche Krankengymnastik.

Für mich spielen die Schluckstörungen heute eine untergeordnete Rolle. Ich denke kaum über sie nach. Sie sind zwar da, aber sie stören mich nicht so extrem. Viel mehr stört mich zum Beispiel, wenn meine Hände nicht funktionieren wollen. Dann warte ich ein Weilchen, bis ich sie wieder bewegen kann, um meine Mahlzeit fortzusetzen.«

13 Multiple Sklerose (MS)

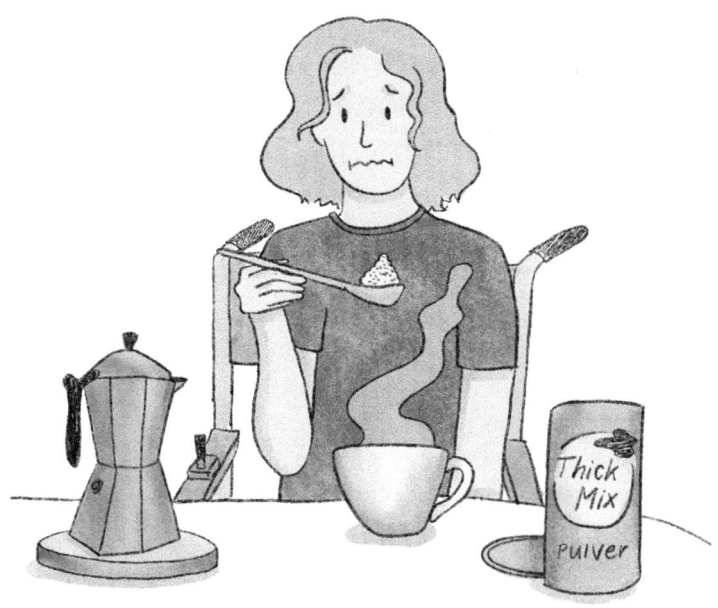

14 Exkurs: Schluckstörungen in der Speiseröhre – Interview mit dem Gastroenterologen PD Dr. med. Johannes Rey

Wenn Schluckstörungen die Speiseröhre betreffen, sprechen Fachleute von ösophagealer Dysphagie. Ihre Diagnostik und Behandlung fallen vor allem in den Bereich der Gastroenterologie, die sich unter anderem mit Krankheiten des Magen-Darm-Trakts beschäftigt. Ein ausgewiesener Experte auf diesem Gebiet ist PD Dr. med. Johannes Rey, Chefarzt der Klinik für Allgemeine Innere Medizin, Gastroenterologie, Hepatologie, Diagnostische und Interventionelle Endoskopie, Diabetologie und Ernährungsmedizin am Klinikum Osnabrück.

Im Interview erklärt er, mit welchen Diagnose-Verfahren gearbeitet wird, wie die Therapie von typischen Erkrankungen wie Reflux, Achalasie, Zenker-Divertikel und eosinophile Ösophagitis aussieht und warum die interdisziplinäre Arbeit in Dysphagie-Zentren dabei so enorm wichtig ist.

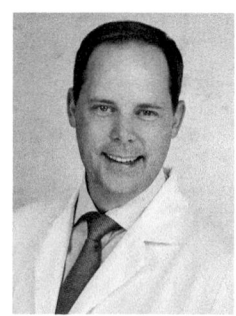

Foto: privat

T. Corrinth: Welche Ursachen können eine ösophageale Dysphagie auslösen?

Dr. J. Rey: Die ösophageale Dysphagie ist ein Oberbegriff für viele verschiedene Gründe, warum die Beweglichkeit der Speiseröhre herabgesetzt ist, aufgehoben ist oder der Nahrungstransport vom Mund zum Magen nicht richtig funktioniert. Dahinter können zum Beispiel Tumorerkrankungen, Autoimmunerkrankungen oder neurologische Erkrankungen stecken. Zwerchfell-Durchbrüche, sogenannte Hernien, können ebenso ursächlich sein. Auslöser können aber auch Ereignisse ohne Krankheitswert sein, zum Beispiel wenn ein Stückchen Fleisch im Hals stecken bleibt, weil es einfach zu dick war. Nicht jede dieser Schluckstörungen muss also Ausdruck einer Krankheit sein. Das heißt aber nicht, dass es nicht untersucht werden sollte.

T. Corrinth: Welche typischen Beschwerden haben die Patient:innen?
Dr. J. Rey: Auch die können von sehr breiter Natur sein. Mitunter ist das der Schmerz oder ein Krampfgefühl hinter dem Brustbein. Oder Betroffene bemerken einfach ihre Speiseröhre während des Schluckens, was normalerweise ja nicht der Fall ist. Oder sie berichten von Völlegefühlen oder dem Gefühl, dass Nahrung wieder hochkommt und sie sich verschlucken und husten müssen. Klassisch ist auch, dass mitunter der Partner oder die Partnerin berichtet, dass ein neuer Mundgeruch aufgetreten ist. Ein Indikator kann auch sein, dass der Zahnarzt feststellt, dass vermehrt Karies entstanden ist. Das mit Abstand häufigste Symptom für Schluckstörungen in der Gastroenterologie ist allerdings das Sodbrennen. Es kann in allen Lebenslagen auftauchen: nach dem Essen, beim Schlafen, im Liegen, im Stehen. Sodbrennen ist DAS Leitsymptom der Reflux-Erkrankung.

T. Corrinth: Macht es für den Diagnose-Weg einen Unterschied, ob die Schluckprobleme bei Flüssigkeiten oder bei fester Nahrung vorliegen?
Dr. J. Rey: Es macht, zumindest in der Überlegung, was dahinterstecken könnte, bestimmte Türchen auf und verschließt andere. Wenn zum Beispiel eine Patientin oder ein Patient berichtet »Ich trinke etwas und das, was ich trinke, kommt sofort wieder hoch, es geht gar nicht durch.«, ist das ein Alarmsymptom. Denn das heißt, dass es irgendwo einen

Totalverschluss der Speiseröhre gibt, der eine notfallmäßige Diagnostik erfordert. Überprüfen lässt sich das ganz einfach mit dem Trinken von Wasser ohne Kohlensäure. Muss der oder die Betroffene das Wasser sofort wieder ausspucken, ist Notfalldiagnostik angesagt. Wenn hingegen zum Beispiel berichtet wird »Ich habe vor einem halben Jahr noch Fleisch gegessen, das kriege ich heute nicht mehr hin und muss morgens Brei zu mir nehmen, um mich zu ernähren.«, dann spricht das eher für einen schleichenden Krankheitsprozess.

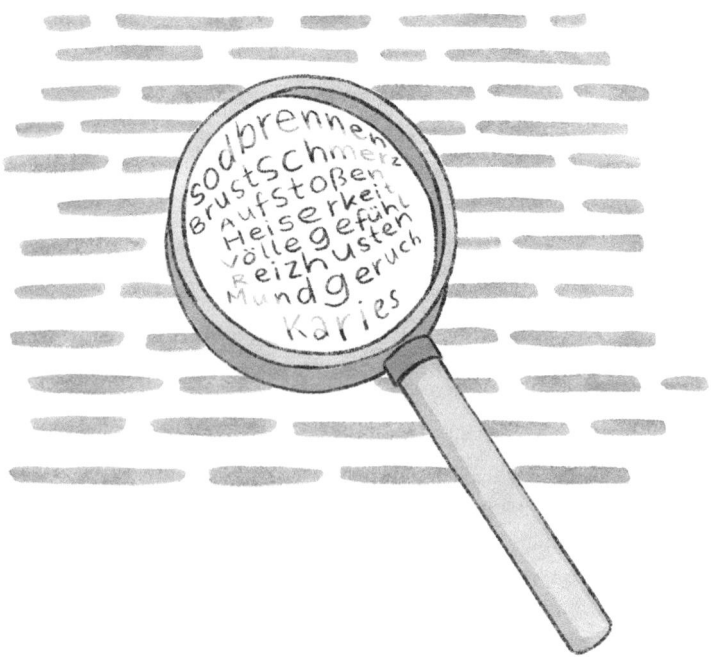

T. Corrinth: Neben diesen wichtigen Patient:innen-Informationen gehört zur Erstdiagnostik meist auch die Ösophago-Gastro-Duodenoskopie, im Volksmund oft »Magenspiegelung« genannt.

Dr. J. Rey: Genau. Bei der Magenspiegelung werden mit einem flexiblen Schlauch mit integrierter Optik die Speiseröhre, der Magen und der obere Teil des Zwölffingerdarms untersucht. Es ist also auch eine Speiseröhren-Spiegelung. Sollte ein Notfall vorliegen, wird sie sofort durchgeführt. Bei einer Person, die zum Beispiel schlucken kann, aber Gurgelgeräusche macht oder anfängt zu husten, sollte zeitnah eine Magenspiegelung veranlasst werden. Bei allen weiteren Fällen, etwa bei Menschen mit Sodbrennen, die aber normal schlucken können, ist die Magenspiegelung als Standarddiagnostik durchzuführen.

T. Corrinth: Eine weitere wichtige Standard-Diagnostik bei ösophagealer Dysphagie ist die Manometrie. Wann wird sie eingesetzt und wie funktioniert sie?

Dr. J. Rey: Die Manometrie ist eine Sonde, die durch die Nase eingeführt wird, bei Bewusstsein. Durch den Technikfortschritt der letzten Jahre ermöglicht sie eine hochauflösende visuelle Darstellung der unterschiedlichen Druckverhältnisse in der Speiseröhre während des Schluckaktes. So können vom oberen bis zum unteren Speiseröhrenmund die Druckverhältnisse und Druckverläufe abgebildet werden. Dadurch lässt sich zum Beispiel identifizieren, an welchen Stellen der Speiseröhre ein Hochdruck oder eine Spastik vorliegt, um Krankheitsverläufe festzustellen und auch Informationen für Therapieoptionen zu bekommen. Die Manometrie kann zum Beispiel auch herausfiltern, ob eine Schluckstörung die Beweglichkeit der gesamten Speiseröhre betrifft oder nur bestimmte, umschriebene Bereiche.

T. Corrinth: Welche weiteren Diagnose-Tools sind zu nennen?

Dr. J. Rey: Das hängt natürlich vom Krankheitsbild ab. Zum Ausschluss der Reflux-Erkrankung etwa gibt es eine Säure-Messung – das ist ein kleiner Schlauch durch die Nase, der über 24 Stunden das Zurücklaufen von Magensäure in die Speiseröhre misst. In der Differenzierung zu neurogenen Schluckstörungen wie bei der Achalasie ist sicher die Breischluck-Untersuchung ein wichtiges Verfahren (▶ Abb. 14.1). Dabei trinken Patient:innen schluckweise ein Kontrastmittel, während Röntgenbilder von der Speiseröhre und dem Übergang zum Magen gemacht werden.

Teil III Wichtige Grunderkrankungen im Fokus

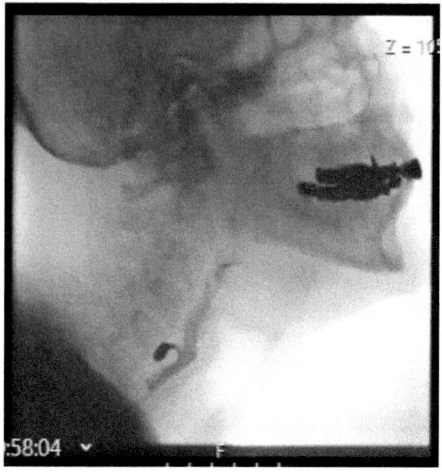

Abb. 14.1: Breischluck-Untersuchung bei Zenker-Divertikel
(Bildquelle: Klinikum Osnabrück 2023, mit freundlicher Genehmigung)

T. Corrinth: Schauen wir uns die bereits genannten Erkrankungen einmal genauer an. Die mit Abstand häufigste gastroenterologische Erkrankung ist die Reflux-Erkrankung. Wie ist diese Krankheit charakterisiert und wie wird sie behandelt?
Dr. J. Rey: Reflux bedeutet, dass Mageninhalt in die Speiseröhre zurückfließt, was häufig zu den Leitsymptomen Sodbrennen und Aufstoßen führt. In Fachkreisen wird die Erkrankung auch GERD genannt, das steht für Gastro-Esophageal Reflux Disorder. Sie geht sehr oft mit Übergewicht einher – eine zunehmende Problematik der Gesellschaft führt also zu einer zunehmenden Problematik der Speiseröhre. Ein wichtiger, vielen Menschen nicht bekannter Punkt ist dabei, dass die Reflux-Erkrankung auch die häufigste Ursache für Reizhusten ist. Bei fast der Hälfte der Patient:innen mit Reizhusten liegt der Grund also nicht in der Lunge, sondern im Magen.

Laut aktueller Leitlinie der Gastroenterologie ist die sogenannte Protonenpumpenhemmer-Therapie die Standardbehandlung. Mit diesen Tabletten wird die Bildung der Säure im Magen unterdrückt.

Komplementär dazu gibt es auch Tabletten, die die Säuren neutralisieren. Der Säureblocker ist übrigens das am häufigsten angewendete Medikament der Welt! Bei vielen Menschen führt es zu einer vollständigen Rückbildung der Symptome.

Bei einigen Menschen kommt man mit einer medikamentösen Therapie allerdings nicht weiter. Dann kann eine Option ein chirurgischer Eingriff sein. Bei der sogenannten Fundoplicatio etwa legt man eine Manschette um die im Bauchraum liegende Speiseröhre, um den Rückfluss zu behindern. Inzwischen gibt es auch Endoskopie-Ansätze, bei denen die Reflux-Erkrankung durch Schleimhaut-Entnahmen oder durch Magnetringe im letzten Teil der Speiseröhre behandelt wird. Letzteres ist aber noch keine Standard-Therapie. Ich könnte mir vorstellen, dass diese Ansätze vor dem Hintergrund einer zunehmend übergewichtigen Gesellschaft aber eine größere Rolle in der Zukunft spielen werden.

T. Corrinth: Weniger bekannt ist die Achalasie. Sie gehören zu den führenden Expert:innen in Deutschland zur Behandlung dieser Erkrankung. Was ist darunter zu verstehen und wie sieht die Therapie aus?
Dr. J. Rey: Die Achalasie ist eine seltene neurodegenerative Autoimmunerkrankung, die sich in drei Krankheitsstadien einteilen lässt. Die Beweglichkeit der Speiseröhre kann dabei gestört sein und es kann vorkommen, dass sich der untere Speiseröhrenschließmuskel nach einem Schluckakt nicht mehr öffnet. Bei leichteren Krankheitsverläufen wird eine medikamentöse Therapie empfohlen. Mit sogenannten Calciumkanalblockern wird dabei versucht, das für Muskelkontraktionen verantwortliche Calcium zu blockieren. Nachhaltig erfolgreich sind weitere Verfahren, die vor allem bei den schwereren Krankheitsstufen zum Einsatz kommen.

Bis vor einigen Jahren war in diesen Fällen der Standard die Ballondilatation, mit oder ohne Botox-Injektion. Dabei wird durch das flexible Endoskop ein Ballon eingeführt, der im letzten Teil der Speiseröhre ausgedehnt wird. Dies kann das Risiko bergen, dass dort auch mal ein Riss entstehen kann, der eine Operation nach sich ziehen muss. Das Botox, das man mit einer Spritze durch das Endoskop in die Muskulatur dort einbringt, führt zur Muskelerschlaffung.

T. Corrinth: Seit einigen Jahren gibt es ein neues endoskopisches Verfahren, eine gleichwertige Alternative zur Ballondilatation und ein echter Meilenstein in der erfolgreichen Behandlung der Achalasie: die perorale endoskopische Myotomie, kurz POEM. Wie funktioniert sie?

Dr. J. Rey: Dabei wird über ein Endoskop die erkrankte Muskulatur der Speiseröhre gespalten. Dafür wird über eine kleine Öffnung der Schleimhaut ein kleiner Tunnel präpariert, die betroffene Muskulatur gespalten und die Schleimhautöffnung anschließend über einen kleinen Clip wieder verschlossen. Die Therapieerfolge, die damit in den wissenschaftlichen Evaluationen festgestellt wurden, sind gut, außerdem ist keine OP über den Bauchraum nötig.

T. Corrinth: Auch das sogenannte Zenker-Divertikel ist eine Erkrankung der Speiseröhre. Was bedeutet dieser Begriff?

Dr. J. Rey: Patient:innen mit Zenker-Divertikel tauchen etwa ab dem 40. bis 50. Lebensjahr auf. Im Prinzip ist das eine Ausstülpung der Schleimhaut durch eine Schwachstelle der Muskulatur im oberen Teil der Speiseröhre. Dadurch entsteht ein Schleimhautsack, der durch diese Schwachstelle der Muskulatur der Speiseröhre bricht.

Das führt wiederum dazu, dass der Speisebrei zu einem großen Teil nicht in die Speiseröhre, sondern in diesen Sack reinfällt. Erst durch mehrere Schluckakte oder Hochwürgen kann der Speisebrei bzw. Teile davon wieder auf den richtigen Weg gebracht werden. Dementsprechend machen Betroffene zum Beispiel Aussagen wie »Ich esse etwas und es kommt sofort wieder hoch.« oder »Ich habe das geschluckt und nach einem Moment habe ich das wieder im Rachen sitzen.«.

T. Corrinth: Wie wird diese besondere Schleimhaut-Ausstülpung wieder entfernt?

Dr. J. Rey: Bis vor einigen Jahren noch war das eine Domäne der HNO-Ärzt:innen und Bauchchirurg:innen. Die haben klassischerweise über einen seitlichen Halsschnitt das Divertikel entfernt. Inzwischen ist keine Operation mehr nötig. Mit der Divertikulotomie haben wir ein sicheres und schnelles endoskopisches Verfahren. Das funktioniert folgendermaßen: Dort, wo der Schleimhautsack durch die Schleimhaut geht, also wo die Schwachstelle der Muskulatur liegt, ist ein Steg (▶ Abb. 14.2 A).

Diesen Steg legt man durch einen kleinen Einschnitt frei und durchtrennt dann die Muskulatur entlang dieser Aussackung (▶ Abb. 14.2 B). Dadurch entsteht eine Öffnung zwischen der Speiseröhre und diesem Sack – und aus zwei Röhren wird wieder eine (▶ Abb. 14.2 C). Normalerweise ist ein Zenker-Divertikel innerhalb von einigen Minuten gespalten. Insgesamt dauert der Eingriff zwischen 15 und 30 Minuten.

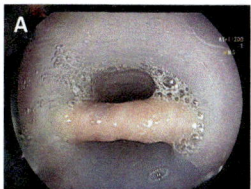 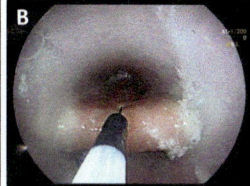 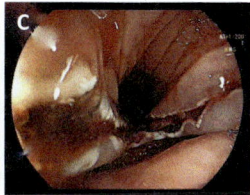

Abb. 14.2: Divertikulotomie-Verfahren
A: Steg – Schwachstelle der Muskulatur; B: Divertikulotomie: Durchtrennung des Stegs; C: Öffnung entsteht
(Bildquelle: PD Dr. med. Johannes Rey, Klinikum Osnabrück 2023, mit freundlicher Genehmigung)

T. Corrinth: Eine noch relativ »junge« Erkrankung, die aber immer häufiger diagnostiziert wird, ist die eosinophile Ösophagitis. Was versteht man darunter und wie kann sie therapiert werden?
Dr. J. Rey: Mein Vater, der auch Chefarzt in der Gastroenterologie war, hat in seinem Leben einen einzigen Fall von eosinophiler Ösophagitis gehabt. Ich sehe im Durchschnitt einen Fall pro Monat! Das Krankheitsbild nimmt also in der Tat zu und es hängt vermutlich mit Nahrungsmittelallergenen zusammen – die Ursache ist noch nicht vollständig geklärt.

Bei der eosinophilen Ösophagitis schwemmen bestimmte Zellen in die Schleimhaut der Speiseröhre ein. Das kann eine chronische Entzündung der Speiseröhre hervorrufen, dadurch können chronische Vernarbungen und Verengungen entstehen – das wiederum kann chronischen Schluckschmerz auslösen. Um groß ausgedehnte Operationen zu vermeiden, braucht es eine frühzeitige Diagnose. Da wir diese Erkrankung in der Gastroenterologie mit dem Endoskop nur vermuten, aber nicht nachweisen können, brauchen wir auch die Unterstützung der Patholog:innen, die das im Rahmen der Endoskopie entnommene Gewebe unter dem Mikroskop untersuchen.

T. Corrinth: Einen echten Meilenstein in der Therapie gibt es erst seit kurzem: Es handelt sich um eine einfache Schmelztablette.

Dr. J. Rey: Ja, die Marktzulassung dieser Schmelztablette ist ein wichtiger Fortschritt. Neben Protonenpumpenhemmern und bestimmten Nahrungsmittel-Diäten ist sie mittlerweile das wichtigste Behandlungsmittel bei der eosinophilen Ösophagitis. Diese Schmelztablette enthält ein Cortisonpräparat, das nur lokal wirkt und nicht in den Blutkreislauf gelangt. Nachdem die Patient:innen diese Tablette über sechs Wochen eingenommen haben, wird erneut eine Gewebeprobe entnommen und eine Magenspiegelung durchgeführt, um den Behandlungserfolg zu überprüfen. Insgesamt zeigt sich ein hoher Therapieerfolg. Durch das Abheilen der Entzündungen können auch Folgeerkrankungen an der Speiseröhre effektiv verhindert werden. Auch ein Antikörper ist jüngst für die Behandlung zugelassen worden. Wir schauen also bei der Therapie optimistisch in die Zukunft.

T. Corrinth: In vielen Fällen der ösophagealen Dysphagie ist interdisziplinäre Zusammenarbeit gefragt, zum Beispiel zwischen Gastroenterolog:innen, Neurolog:innen, HNO-Ärzt:innen und Chirurg:innen. Warum ist diese Zusammenarbeit so wichtig und wie gestaltet sie sich bei Ihnen persönlich im Dysphagiezentrum Münster-Osnabrück?

Dr. J. Rey: In vielen Patient:innen-Fällen sind die Übergänge fließend, vor allem bei neurogenen Grunderkrankungen: Viele Demenzerkrankte, Parkinsonerkrankte oder Patient:innen nach einem Schlaganfall entwickeln auch eine ösophageale Schluckstörung. Die behandeln wir als Gastroenterolog:innen zwar mit, die ideale und ursächliche Therapie erfolgt dann aber über die Neurolog:innen. Gleichzeitig ist zum Beispiel klar, dass für viele Patient:innen mit neurogenen Störungen eine Ernährungssonde in den Magen ein Therapiebaustein sein wird. Deswegen stehen die Disziplinen ohnehin in engem Austausch.

In einem Dysphagiezentrum wie in Münster-Osnabrück ist dieser Austausch besonders ausgeprägt. Wir arbeiten hier interdisziplinär, multidisziplinär und standortübergreifend und bündeln Krankenversorgung, Forschung und Lehre. Das befruchtet die Zusammenarbeit extrem: Wir können uns jederzeit gegenseitig ansprechen, wenn Fragen bestehen, die eher im anderen Expert:innen-Bereich liegen. Dadurch wird natürlich das Risiko enorm minimiert, dass Probleme bei Patient:innen übersehen werden oder falsche bzw. keine Diagnosen gestellt werden. Das ist ein exzellentes Hin und Her – und es funktioniert hervorragend.

In meinen Augen macht es großen Sinn, auch in der Zukunft der Medizin in Deutschland die Kompetenzen zu solchen Leitsymptomen wie Schluckstörungen zu bündeln. In spezialisierten Zentren, wo sich jede und jeder mit dem entsprechenden Expert:innen-Wissen einbringen kann. Insofern ist ein Dysphagiezentrum für mich als Gastroenterologen auch etwas, was mir total viel Spaß macht. Denn durch die gute interdisziplinäre und wertschätzende Zusammenarbeit können wir gemeinsam tolle Verläufe bei Patient:innen erreichen. Wir können oft auch solchen Menschen helfen, die vorher teilweise schon echte Torturen und Fehldiagnosen hinter sich haben, weil es vielerorts noch an Kompetenzen und Erfahrungen zu einem adäquaten Umgang mit dem Phänomen Schluckstörung fehlt, leider.

T. Corrinth: Das war eine hochinteressante Reise durch die Speiseröhre – herzlichen Dank dafür, Herr Dr. Rey!

15 Entzündliche Muskelerkrankungen am Beispiel der Einschlusskörperchenmyositis

15.1 Wichtiges auf einen Blick

Schluckstörungen können auch entstehen, weil eine Muskelerkrankung die Schluckmuskeln in Mitleidenschaft zieht. Mögliche Ursachen dafür sind zum Beispiel genetische Faktoren, Störungen im Hormonhaushalt oder im Stoffwechsel, Vergiftungen – oder Entzündungen: Bei etwa einem von 100.000 Menschen kann eine entzündliche Muskelerkrankung auftreten. Am häufigsten im Erwachsenenalter kommt dabei die sogenannte Einschlusskörperchenmyositis (»Inclusion body myositis«, IBM) vor. Bei dieser chronischen Erkrankung, die Männer dreimal so häufig betrifft wie Frauen, werden Muskeln in bestimmten Körperregionen zunehmend schwächer und bilden sich zurück. Dieser Prozess entwickelt sich langsam. Manchmal ist bei Betroffenen die Schluckstörung das erste Symptom und später, manchmal erst einige Jahre darauf, zeigen sich die Störungen an anderen Stellen. Beispielsweise können die Finger dann nicht mehr richtig gebeugt werden oder es passieren Stürze, weil Muskeln im Unterschenkel beim Anheben der Füße versagen.

Schluckstörungen von IBM-Erkrankten lassen sich meist in der pharyngealen Phase und am Übergang zur Speiseröhre erkennen. Sie klagen häufig darüber, dass vor allem feste und trockene Nahrung im Rachen stecken bleibt und sie nachschlucken müssen. Das liegt daran, dass die Rachenmuskeln nicht mehr korrekt arbeiten, um das Schluckmaterial Richtung Speiseröhre zu transportieren. Teilweise öffnet und schließt sich der obere Speiseröhrenschließmuskel (oberer Ösophagussphinkter) auch nicht mehr richtig oder nur unkoordiniert und es entstehen Einbuchtungen, die das Passieren für den Bolus schwierig machen. Diese physiologischen Veränderungen erhöhen wiederum auch das Risiko, dass etwas falsch abbiegt – in die Atemwege.

Weil die FEES als Untersuchungsmethode den oberen Speiseröhrenschließmuskel nicht mehr genau erfassen kann, ist zur weiteren Abklärung auch eine VFSS wichtig: Die dynamische Röntgenuntersuchung im Sitzen oder Stehen ermöglicht eine Filmaufzeichnung des gesamten Schluckvorganges, also auch des hinteren Rachenbereichs und der gesamten Speiseröhre. Das Prozedere ist Ihnen mittlerweile ja schon geläufig: Während der VFSS schluckt die betroffene Person unter fachlicher Betreuung verschiedene Nahrungskonsistenzen, führt verschiedene Schluckmanöver durch und ändert auch die Körperhaltung dabei. Damit lässt sich relativ schnell eingrenzen, dass eine IBM vorliegen könnte. Um die Diagnose der IBM zu sichern, ist es oft nötig, noch eine Probe aus einem von der Erkrankung betroffenen Muskel zu entnehmen. Diese Probe wird dann von Spezialist:innen aufbereitet und untersucht.

Die Schluckstörung selbst lässt sich meistens durch medikamentöse Therapien allein nicht durchgreifend beeinflussen. Um die Schluckfähigkeit zu verbessern, können Expert:innen allerdings auf verschiedene endoskopische und chirurgische Verfahren zurückgreifen. Wenn der obere Speiseröhrenschließmuskel mit involviert ist, kann zum Beispiel – ähnlich wie bei der Achalasie-Therapie – eine Ballondilatation durchgeführt werden: Dabei wird der Schließmuskel am Speiseröhreneingang mithilfe des kleinen Ballons aufgedehnt. Eine weitere Option kann die krikopharyngeale Myotomie sein: Dabei wird der genannte Schließmuskel mit einem kleinen Schnitt durchtrennt, sodass er immer entspannt und geöffnet ist – das Schluckmaterial kann also wieder problemlos in die Speiseröhre gelangen. Die Myotomie macht allerdings auch das Auftreten von Reflux wahrscheinlicher. Für Patient:innen mit einer schweren Reflux-Erkrankung ist dieser Eingriff also nicht geeignet.

15.2 Betroffenen-Gespräch: Wie ein kleiner Ballon genussvolles Essen wieder möglich machte

Seine Erfahrungen bei der journalistischen Aufbereitung dieses Kapitels beschreibt Thomas Corrinth so:

»Die Geschichte von Werner Z. beeindruckt mich sehr. Denn sie zeigt, wie lange der Weg zur richtigen Diagnose leider dauern kann und welche Auswirkungen dies auf das eigene Leben und die Psyche hat. Vor gut 20 Jahren, da war Werner Z. Ende 50, begannen seine Schluckprobleme – und verschlimmerten sich im Laufe der Zeit. Ständig musste er sich räuspern, das Essen kam ihm teils häufchenweise wieder aus der Nase raus. Während er sich noch an der Vorspeise abarbeitete, waren die Tischnachbar:innen schon beim Dessert. Viele Ärzt:innen stellten den heute 80-Jährigen vom Kopf auf die Füße, fanden aber weder eine klare Diagnose noch eine adäquate Behandlung. Der ehemalige Vorstandsvorsitzende einer Versicherungsgesellschaft, der früher vor Lebensfreude sprudelte, gutes Essen und schöne Urlaube liebte, zog sich sozial immer mehr zurück. Irgendwann lebte er wie ein ›Eremit‹, wie er mir berichtete, konnte seine Rente trotz guter Voraussetzungen überhaupt nicht genießen und hatte sogar Suizidgedanken. Während dieser düsteren Zeit stand ihm seine Ehefrau stets zur Seite, machte ihm immer wieder Mut. Im Jahr 2022 las sie zufällig in der Tageszeitung von einer Info-Veranstaltung über Parkinson und Schluckstörungen im nahegelegenen Krankenhaus. Sie überredete ihren Gatten, dort hinzugehen – und er ging. Eine gute Entscheidung, wie sich herausstellte. Werner Z. berichtete mir, wie dort eine Kette von Ereignissen in Gang gesetzt wurde, die sein Leben stark zum Positiven veränderte – diesen mutmachenden Part der Geschichte möchte ich gerne teilen.«

Werner Z. beschreibt im Gespräch mit dem Autor diese positive Wendung so:

»In der Pause der Info-Veranstaltung kam eine Dame auf mich zu. Sie war die Bundesvorsitzende der Deutschen Parkinson Vereinigung – und sehr berührt von meinem emotionalen Beitrag zuvor. Sie meinte, sie sei zwar keine Ärztin, hätte aber einen Kontakt, der mir wahrscheinlich weiterhelfen könnte. Rückwirkend kann ich sagen: Diese Dame hat mein Leben gerettet! Und der Kontakt, den ich über sie kennengelernt habe, auch!

Der erste Kontakt war ein sehr netter, auf Parkinson spezialisierter Neurologie-Professor, der mir recht schnell einen Termin einräumte. Nach ein paar Untersuchungen kam er zu dem Schluss, dass sein Kollege im Nachbarzimmer der perfekte Ansprechpartner wäre. Und das war auch so. Der ebenfalls sehr nette Neurologie-Professor untersuchte mich unter anderem mit dem Schluck-Endoskop und veranlasste, dass mir etwas Muskelgewebe entnommen wird, um es zu analysieren. So habe ich endlich, nach so vielen Jahren, meine Diagnose erhalten: Einschlusskörperchenmyositis. Durch die Erkrankung war eine kleine Einbuchtung oben an der Speiseröhre entstanden – und die hat wie eine kleine Klappe dafür gesorgt, dass das Essen ständig wieder hochkam. In vier Sitzungen wurde mir deswegen ein kleiner Ballon eingeführt, der diese Stelle wieder vorsichtig geweitet hat.

Der direkte Effekt danach war unglaublich: Ich konnte fast wieder schlucken wie früher! Ich habe mich wie neugeboren gefühlt. Normalerweise telefoniere ich nicht so gern, aber ich musste Gott und die Welt anrufen und davon erzählen. Nach ein paar Wochen nahm der Effekt wieder etwas ab, weil das Muskelgewebe wieder schlaffer wurde, und es wurde eine zweite Ballondilatation durchgeführt. Ich stelle mich jetzt in regelmäßigen Abständen im Dysphagiezentrum vor, damit wir schauen, wie es weitergeht. Zuhause mache ich einige logopädische Übungen für meine Muskelstärkung und ein spezielles Training, wo ich gegen einen Widerstand ausatme. Es kommt zwar noch vor, dass ich mich räuspern muss, aber meine Schluck-Situation ist im Vergleich zu früher viel, viel besser. Mit meiner Frau zusammen kann ich jetzt zum Beispiel auch wieder zwei meiner Lieblingsspeisen genießen – frischen Fisch oder Lammkarrcc.«

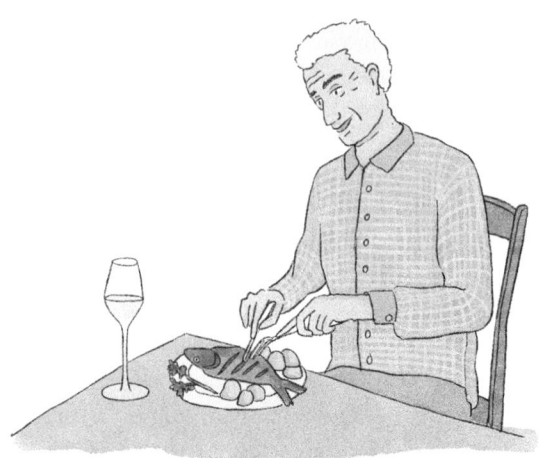

16 Myasthenia gravis

16.1 Wichtiges auf einen Blick

Wenn man müde ist, können einem schon mal »die Augen zufallen«, zum Beispiel abends beim Lesen oder Fernsehschauen. Das ist völlig normal. Nun stellen Sie sich bitte einmal vor, dass Ihnen das regelmäßig mit nur einem Augenlid passiert, auch in Situationen, in denen Sie gar nicht damit rechnen. Oder Ihre Augen sind unterschiedlich weit geöffnet oder lassen sich aktiv nicht mehr richtig schließen. Hinter diesen merkwürdigen Phänomenen kann eine seltene Autoimmunerkrankung stecken: Myasthenia gravis (MG).

Bei der MG handelt es sich um eine Muskelschwäche, die sich auch auf den gesamten Bewegungsapparat ausdehnen kann. Betroffene spüren zum Beispiel eine Schwäche in den Armen und Beinen, etwa beim Treppensteigen oder Aufrichten aus dem Sitzen, beim Halten des Kopfes – oder beim Kauen und Schlucken. Generell gilt: Die Probleme nehmen unter Belastung über den Tagesverlauf zu, Ruhe führt zu einer Besserung. Individuell sind die MG-Symptome sehr unterschiedlich ausgeprägt und auch der Krankheitsverlauf ist sehr variabel. Manche Betroffene sind über Jahre hinweg stabil. Bei manchen verschlimmert sich die Situation innerhalb weniger Wochen oder sogar Tage bis hin zu einer beeinträchtigten Atmung – man spricht dann von einer »myasthenen Krise«, die ein schnelles therapeutisches Handeln erfordert.

Ungefähr 15 % aller MG-Patient:innen weisen Schluckstörungen als ein Erstsymptom auf, in späteren Krankheitsstadien haben rund die Hälfte Schwierigkeiten mit dem Schlucken. Potenziell können dabei alle Schluckphasen betroffen sein: das Kauen, der Bolustransfer durch den

Rachen und auch die Beweglichkeit der Speiseröhre. Patient:innen mit schweren MG-Formen berichten häufig davon, dass ihnen das Abschlucken von Speichel große Probleme bereitet. Im Gegensatz zu anderen Muskelerkrankungen ist ihre Sensibilität im Rachenraum nicht gestört, aber ihre Muskeln dort sind so schwach, dass auch kräftiges Husten nicht mehr funktioniert.

Verantwortlich für all das ist eine Kommunikationsstörung zwischen Nerven und Muskeln. Genauer gesagt blockieren fehlgesteuerte Antikörper diejenigen Rezeptoren, die eigentlich den impulsgebenden Botenstoff Acetylcholin aufnehmen sollen. Dadurch ermüdet die Muskulatur an verschiedenen Körperstellen, vor allem unter Belastung. Diese fehlgeleiteten Antikörper lassen sich bei den meisten MG-Erkrankten im Blut nachweisen. Bei einem Teil der Betroffenen ist darüber hinaus der Thymus vergrößert. Diese Drüse hinter dem Brustbein ist wichtig für das menschliche Immunsystem und scheint auch eine wichtige Rolle bei der Entstehung der fehlgesteuerten Antikörper zu spielen.

Die Diagnostik der MG setzt sich aus verschiedenen Bausteinen zusammen. Neben dem ausführlichen Patientengespräch zählen dazu der Antikörper-Check im Blut und verschiedene Untersuchungen, zum Beispiel Körperfunktionstests oder die elektrophysiologische Stimulation der Muskeln. Per MRT oder CT wird außerdem der Zustand der Thymusdrüse untersucht, auch um einen möglichen Tumor zu identifizieren. Speziell zur Feststellung der Schluckstörungen kommt immer häufiger die FEES zum Einsatz.

Abhängig vom Krankheitsstadium, vom Alter, vom Zustand der Thymusdrüse und vom Antikörperstatus wird die Therapie dann gezielt geplant und umgesetzt. Bei leichteren MG-Formen kann vielen Patient:innen bereits eine bestimmte Kombination helfen. Ein Bestandteil sind Medikamente, die den Abbau des Botenstoffes Acetylcholin hemmen und das Immunsystem unterdrücken. Ein anderer Bestandteil ist die operative Entfernung der Thymusdrüse, Thymektomie genannt. Auf diese Weise können die Symptome häufig gelindert oder vollständig beseitigt werden – auch die Schluckstörungen. Bei schweren Krankheitsverläufen, die eine myasthene Krise auslösen können oder sie bereits ausgelöst haben, müssen Patient:innen auf einer Überwachungs- oder Intensivstation behandelt werden. In solchen Krisenzuständen kann eine Blutwäsche, im Fachjargon

Plasmapherese genannt, nötig werden. Dabei werden die krankmachenden Antikörper aus dem Blut der betroffenen Person herausgefiltert.

16.2 Betroffenen-Gespräch: Ein Schlauch für die Blutwäsche, ein anderer für die Ernährung

Seine Erfahrungen bei der journalistischen Aufbereitung dieses Kapitels beschreibt Thomas Corrinth so:

»Ich finde es faszinierend, dass zur Therapie dieser seltenen Muskelschwäche – und damit auch der Schluckstörungen – eine Blutwäsche hilfreich sein kann. Das zeigt auch die vielfältigen Therapieoptionen, die bei Dysphagie insgesamt zum Einsatz kommen können: Bei manchen Dysphagie-Patient:innen kann leichter Strom im Halsbereich etwas bewirken, bei manchen ein Heimtraining für die Schluckmuskeln, bei manchen ein kleiner Ballon in der Speiseröhre – und bei Myasthenie-Patient:innen eben eine Blutwäsche! Ich wollte gerne wissen, wie diese genau abläuft und wie sich das anfühlt. Dafür durfte ich mit Gerhard M. sprechen. Regelmäßige Müdigkeit und Antriebslosigkeit hatte er schon länger bei sich festgestellt. Auch, dass ihm öfter ohne ersichtlichen Grund das linke Augenlid zuklappte, zum Beispiel beim Autofahren. Als dann auch das Schlucken in sehr kurzer Zeit immer schlechter funktionierte und das Sprechen immer verwaschener wurde, konsultierte er seinen Hausarzt. Im Laufe weniger Wochen folgten Untersuchungen bei Fachärzt:innen für Innere Medizin, für Kardiologie, für den HNO-Bereich, für Wirbelsäulenchirurgie und auch für Radiologie – ohne klare Befunde. Als sich Gerhard M. schließlich in der neurologischen Klinik vorstellte, war sein Zustand denkbar schlecht. Mittlerweile konnte er nur noch flüssige Nahrungsmittel zu sich nehmen. Durch die starke Speichelbildung musste er ständig ausspucken, auch nachts, und konnte kaum mehr durchschlafen. Mehrere Kilo Körpergewicht hatte er verloren. Mithilfe der FEES konnte im Krankenhaus die gravierende Schluckstörung genau analysiert werden. Gerhard M. wurde unverzüglich auf der Überwachungsstation aufgenommen, mit einer nasogastralen Ernährungssonde versorgt und umfassend untersucht, inklusive Antikörper-Tests. Um die Wirkung der symptomlindernden Tabletten, die er bereits verschrieben bekommen hatte, zu verstärken, wurde die Medikamentendosis erhöht. Als wichtigster Therapiebaustein folgte dann schließlich die Blutwäsche.«

Wie Gerhard M. dieses Verfahren erlebte und wie es ihm danach erging, schildert er im Gespräch so:

»Die Blutwäsche wurde im Liegen durchgeführt. Dabei habe ich mich möglichst ruhig und still verhalten, damit der Prozess reibungslos funktioniert. Über einen Schlauch in meiner Halsvene wurde mein Blut zu einem Gerät transportiert und dort ›gewaschen‹. Das heißt, die krankmachenden Antikörper werden in diesem Gerät herausgefiltert. Die Antikörper also, die dazu geführt haben, dass meine Nerven nicht mehr richtig gefunkt haben, um Signale an meine Muskeln weiterzugeben. Das gereinigte Blut wird dann wieder über einen Schlauch in den Körper zurückgeführt. Währenddessen hatte ich natürlich weiter meine Nasensonde, über die ich mit Nahrung und Medikamenten versorgt wurde. Der ganze Prozess der Blutwäsche hat insgesamt ungefähr zwei Stunden gedauert. Es war für mich problemlos und auch nicht unangenehm. Das Ganze wurde dann in einem Abstand von jeweils zwei Tagen noch fünf Mal wiederholt. Nach einer Woche hat sich mein Zustand dann schon stark verbessert, sodass auch die Nasensonde entfernt werden konnte.

Heute, einige Wochen nach der Blutwäsche und wieder daheim, geht es mir ziemlich gut. Ich nehme weiter meine Tabletten ein, mache beim Hausarzt wöchentliche Blutuntersuchungen, einen regelmäßigen Check beim HNO-Arzt und habe alle drei Monate einen Termin im Dysphagiezentrum. Die Tabletten, die dafür sorgen, dass meine Nerven wieder richtig an meine Muskeln funken, muss ich nun wahrscheinlich lebenslang schlucken. Darüber hinaus nehme ich gerade noch weitere Tabletten wie hochdosiertes Cortison und Vitamine ein. Aber: Seit ich aus der Klinik raus bin, kann ich alles essen. Und das ist ein Genuss! Wenn man das ein halbes Jahr vermisst hat, weiß man gar nicht, wie lecker Essen sein kann.

Ich muss mich nun selbst immer noch ein bisschen zwingen, langsam zu essen. Man muss einen Gang runterschalten. Ich habe mir vorgenommen, achtsamer zu werden, auch für mich selbst. Das habe ich vorher lange vernachlässigt, nach dem Motto: Geht wohl noch, immer weitermachen! Das klappt nicht immer. Das Achtsam-Sein ist wichtig für mich in einer Zeit und in einer Welt, die fast nur eins kennt: Tempo, Tempo, Tempo.«

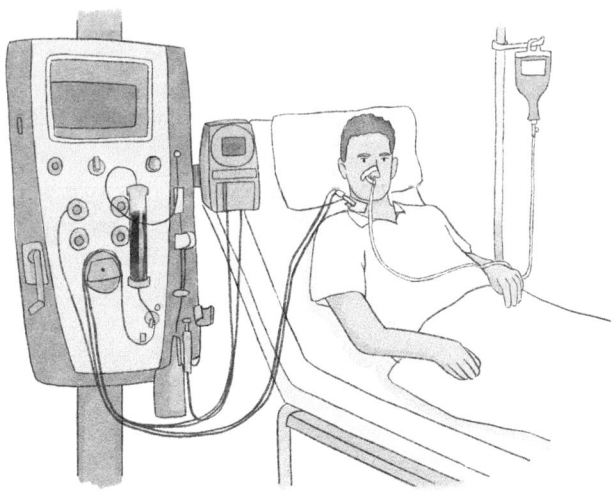

17 Exkurs: Schluckstörungen bei Trachealkanüle – Interview mit der Patholinguistin Dr. phil. Ulrike Frank

Viele Menschen mit einer schweren Schluckstörung atmen über eine Trachealkanüle (TK). Dies ist ein kleines Rohr, das sich unterhalb des Kehlkopfes im sogenannten Tracheostoma (einer Öffnung der Luftröhre, lat. Trachea) befindet. Wie eine Dysphagie-Therapie und ein TK-Management zusammen erfolgreich funktionieren können, wie Sprechen und Ernähren unter diesen Voraussetzungen möglich sind und wie Betroffene wieder von der TK entwöhnt werden können – unter anderem darüber sprach Thomas Corrinth mit der Patholinguistin Dr. phil. Ulrike Frank.

Sie ist Sprachtherapeutin und wissenschaftliche Mitarbeiterin an der Universität Potsdam. Im Jahr 2009 gründete sie das interdisziplinäre Swallowing Research Lab am Department Linguistik der Uni Potsdam und leitet es seitdem. Frau Dr. Frank ist Vorstandsmitglied der Deutschen Interdisziplinären Gesellschaft für Dysphagie (DGD).

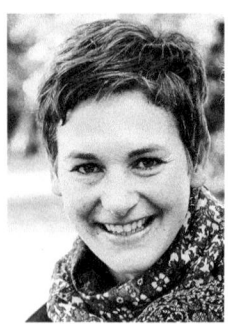

Foto: MDD Pictures

17 Exkurs: Schluckstörungen bei Trachealkanüle

T. Corrinth: Warum spielen Schluckstörungen bei Menschen mit einer TK eine so große Rolle? Bzw. warum haben Menschen, die eine TK haben, häufig auch eine Schluckstörung?
Dr. U. Frank: Der Hauptgrund, warum ein Mensch mit einer TK versorgt wird, ist die Sicherung seiner Atemwege. Diese Atemwegssicherung umfasst im Grunde zwei große Anwendungsbereiche:
Der eine Bereich ist, dass man dafür sorgen möchte, dass die betroffene Person wieder gut atmen kann. Das ist zum Beispiel notwendig, wenn die Atemwege infolge eines Unfalls verletzt sind, wenn sie zu eng sind oder auch, wenn eine Person, zum Beispiel wegen einer Lungeninfektion, längere Zeit beatmet werden muss.
Der zweite Bereich betrifft häufig Menschen mit schweren Schluckstörungen, die nicht mal ihren Speichel richtig schlucken können. Der Speichel kann dann mehr oder weniger ungehindert in die Luftröhre und die Lunge gelangen und schwere Lungenentzündungen verursachen. Hier soll die TK dafür sorgen, dass der Speichel nicht in die unteren Atemwege gelangt und so auch keine Lungenentzündungen entstehen können.

T. Corrinth: Können Sie bitte kurz skizzieren, wie eine TK aufgebaut ist und welche Arten von TK es gibt?
Dr. U. Frank: Es ist wichtig zu verstehen, dass sich das Tracheostoma, also die Öffnung, die für die Kanüle chirurgisch gemacht wurde, und die Kanüle selbst unterhalb des Kehlkopfes befinden und dass der Kehlkopf bestimmte Funktionen in unserem Körper hat: Er ermöglicht, dass wir atmen können, dass wir Stimme produzieren können und er hat auch eine wichtige Rolle beim sicheren Schlucken.
Durch diese Funktionen ergeben sich auch die unterschiedlichen Arten von TKs. Es gibt einfache Kanülen, Röhrchen aus Plastik oder Silikon, die nur den Atemweg offenhalten sollen. Dann gibt es sogenannte blockbare Kanülen (▶ Abb. 17.1 A). Die haben zusätzlich noch einen kleinen Ballon, der »Cuff« genannt wird, am unteren Ende, das in die Luftröhre reicht. Diesen Ballon kann man mit Luft füllen, sodass er wie eine mechanische Barriere die Verbindung zu den oberen Atemwegen oberhalb des Stomas »blockiert«. Der aspirierte Speichel wird dadurch aufgehalten. Natürlich muss dieser angesammelte Speichel

dann regelmäßig entfernt werden, dies geschieht durch das Entblocken des Cuffs und Absaugen durch die Kanüle (▶ Abb. 17.1 B). Die blockbare Kanüle ist die häufigste Art, die bei Dysphagie-Patient:innen eingesetzt wird.

Schließlich gibt es noch eine dritte Art: Kanülen mit einem sogenannten »Phonationsfenster« (▶ Abb. 17.1 C). Dieses Fenster kann während der Therapie geöffnet werden, indem die Innenkanüle entfernt und durch eine ebenfalls gefensterte Innenkanüle ersetzt wird. In Verbindung mit einem speziellen Sprechventil, das auf die Kanüle aufgesetzt wird, hat der Patient bzw. die Patientin dann wieder die Möglichkeit, stimmhaft zu sprechen, da die Luft wieder durch den Kehlkopf strömen kann. Es wäre erstrebenswert, für Dysphagie-Patient:innen möglichst eine blockbare Kanüle mit Phonationsfenster einzusetzen, in der Praxis ist das aber aus verschiedenen Gründen nicht immer möglich.

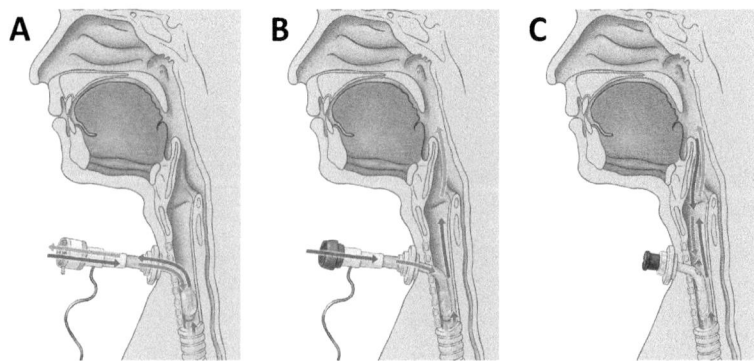

Abb. 17.1: Trachealkanüle (TK)
A: TK geblockt; B: TK entblockt mit Sprechventil; C: TK mit Phonationsfenster und mit Kappe verschlossen
(MedicalGraphics, Michael Hoffmann)

T. Corrinth: Bei geblockter TK: Welche Auswirkungen hat es auf die Schluckstörung, wenn nur über die unteren Atemwege geatmet wird?
Dr. U. Frank: Die wichtigste Auswirkung ist: Wenn man sich verschluckt, kann man nicht mehr richtig husten. Denn um etwas Ver-

schluctes weghusten zu können, muss ja der Luftstrom durch den Kehlkopf strömen können. Da Patient:innen mit geblockter TK aber nur über die Kanüle atmen und diese unterhalb des Kehlkopfes liegt, ist auch kein effektives Husten mehr möglich. Die zweite große Auswirkung ist, dass die Patient:innen nicht mehr stimmhaft sprechen können, weil die Stimmbänder im Kehlkopf ohne den Anblasedruck beim Ausatmen keinen Ton erzeugen können. Das empfinden viele Betroffene als größte Einschränkung. Eine weitere Auswirkung ist, dass auch die Geruchs- und Geschmackswahrnehmung beeinträchtigt ist, was die Lebensqualität ebenfalls einschränkt. Eine vierte Auswirkung ist, dass durch den fehlenden Luftstrom über die oberen Atemwege die Sensibilität im Mund- und Rachenraum abnimmt. Die Patient:innen spüren dadurch auch weniger den Speichel, der geschluckt werden muss. Dadurch sinkt die Schluckfrequenz und die Aspirationsgefahr, also die Gefahr, sich zu verschlucken, steigt. Vor dem Hintergrund all dieser Auswirkungen ist es gerade zu Beginn der Dysphagietherapie ein wichtiges Ziel, die Kanüle in der Therapie zu entblocken, also dem kleinen Cuff Luft zu entnehmen, damit die Verbindung zu den oberen Atemwegen und zum Kehlkopf wieder frei wird. Dadurch wird den Patient:innen auch wieder die Möglichkeit gegeben, zu sprechen, effektiv zu husten, den Speichel zu spüren und auch Geruch und Geschmack wahrzunehmen.

T. Corrinth: Wie sieht es aus mit dem Sprechen für Patient:innen mit einer geblockten TK?
Dr. U. Frank: Sprechen an sich ist auch mit geblockter TK möglich, nur eben stimmhaftes Sprechen nicht. Daher nutzen Patient:innen, die wach genug sind, um verbal kommunizieren zu können, häufig das stimmlose Sprechen mit Mundluft – das üben wir ebenfalls in der Therapie. Oder sie greifen auf alternative Kommunikationsformen zurück, indem sie zum Beispiel etwas aufschreiben. All diese Möglichkeiten können Betroffenen zur Verfügung gestellt werden, wenn das Entblocken der Kanüle außerhalb der Therapie, und damit das stimmhafte Sprechen, noch nicht möglich ist. Natürlich wird in der Therapie intensiv daran gearbeitet, die Entblockungszeiten zu starten und sukzessive möglichst auszuweiten. So kann auch eine Kanüle mit Phona-

tionsfenster zum Einsatz kommen, um die stimmhafte Kommunikation möglichst schnell wieder zu ermöglichen. Durch das stimmhafte Sprechen verbessert sich häufig auch die Schluckfunktion, weil der Kehlkopf wieder benutzt wird und auch die anderen Funktionen besser werden. Und auch die soziale Interaktion wird natürlich wieder leichter. Deswegen holen wir in der Regel auch sofort die Angehörigen dazu, wenn die ersten Stimmversuche wieder funktionieren. Das ist ein toller Moment, ein großer Meilenstein und auch eine echte »Belohnung« nach den vielen, nicht immer angenehmen Therapieschritten davor.

Die Entblockungszeiten bei der TK hängen individuell von der Situation und vom Therapieerfolg ab: Am Anfang sind es vielleicht nur ein paar Minuten, irgendwann ist vielleicht schon eine halbe Stunde möglich. Wenn es zwischen 24 und 48 Stunden möglich ist, sicher zu entblocken, dann kann auch eine Entfernung der TK in Erwägung gezogen werden.

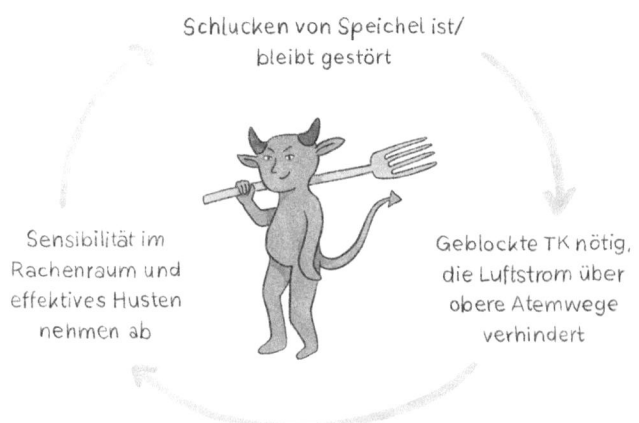

T. Corrinth: Wie funktioniert die Ernährung bei Patient:innen mit einer geblockten TK?

Dr. U. Frank: Patient:innen, die eine TK aufgrund einer schweren Dysphagie mit schwerer Speichelaspiration haben, werden über eine Sonde ernährt. In der Regel ist das eine Magensonde, eine PEG. Denn wenn die Dysphagie so schwergradig ist, dass der Speichel nicht sicher geschluckt werden kann – und dies ist ja die Indikation für eine TK-Versorgung –, dann wird auch das sichere Schlucken von Nahrung und Getränken nicht möglich sein. In der Therapie werden aber schon früh kleinste Nahrungsmengen gegeben, zum Beispiel Saft oder Joghurt. Die Schluckfunktion kann so durch den Geruch, Geschmack und auch die Bewegungen von Kiefer, Lippen und Zunge verbessert werden. Dies geschieht dann möglichst bei entblockter und nach außen verschlossener Kanüle, damit die Person auch husten kann, wenn sie sich verschlucken sollte.

T. Corrinth: Was kann therapeutisch gemacht werden, um den normalen Luftstrom wieder herzustellen, wodurch auch die oberen Atemwege wieder mit involviert werden?
Dr. U. Frank: Die Dysphagie-Therapeut:innen entblocken die Kanüle und saugen den Speichel, der sich auf dem Cuff befindet, ab. Dann wird die Kanüle verschlossen, damit die Atemluft nicht mehr durch die Kanüle, sondern wieder auf dem normalen physiologischen Weg über die oberen Atemwege und durch den Kehlkopf strömen kann. Die Art und Dauer des Kanülenverschlusses kann sehr unterschiedlich sein: Anfangs vielleicht nur wenige Atemzüge, indem die TK einfach mit einem Finger verschlossen wird; später dann durch die Verwendung eines Sprechventils oder einer Verschlusskappe, wenn die Patient:innen einen längeren Verschluss tolerieren. Das hängt von verschiedenen Faktoren ab, zum Beispiel davon, wie gut die Atemmuskulatur funktioniert und wie lange die TK-Versorgung schon besteht.
Bei entblockter und nach außen verschlossener TK unterscheidet sich die Schluck- und Stimmtherapie dann nicht mehr wesentlich von dem Vorgehen bei Patient:innen ohne Tracheostoma. Auch hier wenden wir sehr verschiedene Methoden an, die in der Regel mehrere Sinne einbeziehen, und üben sehr funktionsorientiert: Zum Beispiel werden kleine Nahrungsmengen geschluckt oder Stimmübungen zur Stabilisierung und Kräftigung der Stimme gemacht.
Eigentlich versuchen wir, eine ganz normale Dysphagie-Therapie durchzuführen. Weil uns noch die geblockte TK daran hindert, schaffen

wir eben möglichst gute Bedingungen: Indem die Schluckbereitschaft hergestellt wird, weil etwa Geschmack und Geruch wieder mit einbezogen werden, oder Patient:innen auch so mobilisiert werden, dass die Schluckfunktion gefördert wird – zum Beispiel durch aufrechtes Hinsetzen oder etwas Vornüberbeugen.

T. Corrinth: Schützt eine geblockte TK eigentlich vollständig vor einer Aspiration?

Dr. U. Frank: Davon sollte man nicht sicher ausgehen, denn der Cuff darf nur bis zu einem gewissen Druck aufgeblockt werden. Sonst können Schädigungen der Luftröhre entstehen. Es gibt einige Studien, die klar gezeigt haben, dass auch ein korrekt geblockter Cuff die unteren Atemwege nicht hundertprozentig vor verschlucktem Material, vor allem Spucke, schützt. Bestimmte Patient:innengruppen sind besonders gefährdet dafür: zum Beispiel Patient:innen, die unruhig sind oder viel husten.

T. Corrinth: Wie kann man die Schluckfunktion bei Patient:innen mit einer TK untersuchen?

Dr. U. Frank: Zum einen wird regulär eine Klinische Schluckfunktionsuntersuchung (KSU) durchgeführt, so wie bei jeder Befundaufnahme bei Dysphagie auch. Dabei werden die Bewegungsmöglichkeiten der Schluckmuskulatur und auch die motorischen Fähigkeiten des gesamten Körpers überprüft. Festgestellt werden außerdem Wahrnehmungsstörungen und inwieweit und mit welchen Mitteln eine Kommunikation möglich ist. Wichtig ist immer, hier nicht nur Defizite, sondern auch Ressourcen zu erkennen, zu dokumentieren und im interdisziplinären Team weiterzugeben, damit zum Beispiel die Kommunikationsmöglichkeiten auch bekannt sind und genutzt werden. Bei TK-Patient:innen kommt zu diesem regulären Prozedere hinzu, dass die TK-Versorgung beurteilt wird. Vielleicht gibt es auf dieser Basis etwa die Empfehlung, einen anderen Kanülentyp zu verwenden oder die Kanülengröße zu wechseln. Was ein kleines bisschen anders ist bei TK-Patient:innen: Meistens werden bei der KSU keine Schluckversuche mit Nahrung gemacht, denn bei einer KSU kann nicht gut kontrolliert werden, wenn Schluckmaterial falsch in die Luftröhre abbiegt – und das kann gefährlich sein.

Einen besseren Überblick gerade für letzteren Fall gibt die endoskopische Untersuchung, die FEES: Mit ihrer Hilfe lässt sich der Aspirationsstatus feststellen, sowohl von Speichel als auch von Nahrungsmitteln. Im Gegensatz zur KSU besteht hier also nicht das Risiko, eine Aspiration zu übersehen. Die FEES erlaubt es außerdem, anatomische Besonderheiten zu erkennen, etwa mögliche Schädigungen der Luftröhre oder des Kehlkopfes durch die Kanüle.

T. Corrinth: Sie erwähnten gerade das interdisziplinäre Team. Welche Berufsgruppen sind denn an der Versorgung von Patient:innen mit TK beteiligt?

Dr. U. Frank: Alle klassischen therapeutischen Berufe, also Logopäd:innen, Physiotherapeut:innen und Ergotherapeut:innen. Die Logopäd:innen haben primär den Auftrag, mit den TK-Patient:innen die Kanülen-Entwöhnung und die Dysphagietherapie durchzuführen, damit die Kanüle dann auch entfernt werden kann. Wie schon beschrieben hängt der Therapieerfolg stark davon ab, dass wir möglichst gute Bedingungen dafür schaffen, dass die Schluckfunktion wieder unterstützt wird. Deswegen ist natürlich auch der Beitrag der Physiotherapeut:innen sehr wichtig. Je mobiler eine betroffene Person wird und je mehr sie wieder selbst machen kann, desto besser läuft auch die Dysphagie-Therapie. Auch die Ergotherapeut:innen unterstützen mit ihren Alltagstrainings die Wiederherstellung dieser aktiven Selbstständigkeit – und erleichtern dadurch die Kanülen-Entwöhnung und die Dysphagietherapie. Ein weiterer Teil des Teams sind die Pflegefachkräfte, die die Patient:innen rund um die Uhr versorgen. Sie machen das pflegerische TK-Management außerhalb der Therapie, zum Beispiel das Entblocken und Absaugen, sodass keine Entzündungen entstehen können. Von ärztlicher Seite sind Neurolog:innen involviert sowie Intensivmediziner:innen, manchmal je nach Krankheitsbild auch HNO-Ärzt:innen, Pneumolog:innen oder Internist:innen. Je nach Situation können auch Ernährungs-Expert:innen zum interdisziplinären Team gehören, denn ein schlecht ernährter Mensch ist schwach und kann häufig nicht mobilisiert und dekanüliert werden.

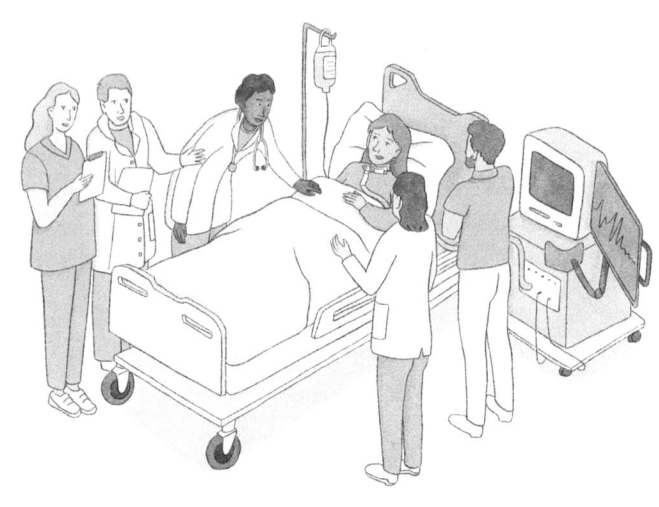

Kasten 17.1: So greifen TK-Management und Dysphagie-Management ineinander

Die Dysphagietherapie wird parallel in die TK-Entwöhnung integriert. Die Dysphagietherapie selbst unterscheidet sich nicht wesentlich vom Vorgehen bei Menschen mit schweren Dysphagien ohne TK. Der Schwerpunkt liegt darin, die Schluckfunktion anzuregen und zu stabilisieren. Das Ziel ist, dass die betroffene Person besser spontan schluckt ohne Aufforderung und die Aspirationsrate verringert wird, indem effektives Husten gefördert wird. Die Voraussetzungen dafür werden geschaffen durch das Entblocken und Verschließen der Kanüle, aber auch durch die Förderung der Ganzkörpermotorik, inklusive Kauübungen und Bewegungsübungen für die Zunge. Wenn eine Sensibilitätsstörung vorliegt, kann die Wahrnehmung für z. B. Geschmack oder Geruch trainiert werden. Häufig ist es in der Praxis auch so, dass Dysphagietherapeut:innen zunächst den Betroffenen dabei helfen, in eine aufrechte Position zu kommen, damit sie gut schlucken und husten können. Andere Methoden des Dysphagiemanagements wie zum Beispiel die Kostanpassung und der orale Kostaufbau oder auch das

17 Exkurs: Schluckstörungen bei Trachealkanüle

> Anleiten von Schluckmanövern sind in der Regel erst später Teil der Therapie, wenn die TK schon entfernt wurde.

T. Corrinth: Ein wichtiges Ziel ist die Entwöhnung von der TK und deren Entfernung. Welche Voraussetzungen müssen dafür gegeben sein?

Dr. U. Frank: Es gibt drei ganz wichtige Voraussetzungen, die zunächst geprüft werden. Am wichtigsten ist, dass das Grundproblem, das überhaupt zur Kanülenversorgung geführt hat, nicht mehr besteht: das Verschlucken, also Aspirieren von Speichel. Die Schluckfunktion muss sich so weit verbessert haben, dass der Speichel möglichst weitgehend aspirationsfrei geschluckt werden kann. Dabei ist es wichtig, dass das Speichelschlucken nicht nur unter Anleitung oder mit bestimmten Schlucktechniken effektiv funktioniert, sondern auch spontan, denn das Speichelschlucken muss nach der Dekanülierung auch nachts gut funktionieren, wenn die betroffene Person schläft. Bei einigen Patient:innengruppen ist das der kritische Punkt, an dem die Dekanülierung scheitern kann, zum Beispiel bei Patient:innen mit Wallenberg-Syndrom.

Die zweite Voraussetzung ist, dass die Patient:innen das Entblocken und Verschließen der TK über mindestens 12 Stunden problemlos tolerieren können – besser wären noch 24 Stunden, in manchen Fällen sind auch 48 Stunden empfehlenswert.

Die dritte Voraussetzung ist, dass der Atemweg auch ohne die Kanüle intakt und durchgängig ist. Denn, wie eben schon erwähnt, kann es bei langfristiger Kanülenversorgung auch zu Schädigungen der Luftröhre kommen, wenn die Kanüle entfernt wird. Oder es entstehen Gewebeveränderungen, die den Atemweg verlegen. Diese möglichen Komplikationen müssen vor der Dekanülierung abgeklärt werden, in der Regel durch die endoskopische Untersuchung FEES.

Darüber hinaus spielt natürlich die aktuelle medizinische Situation eine Rolle. So würde man eine Dekanülierung nicht durchführen, wenn der Patient bzw. die Patientin in einem instabilen Zustand ist, bspw. bei einem akuten Infekt wie eine Lungenentzündung oder wenn weiterhin eine Beatmungspflicht besteht. Auch wenn kurzfristig Operationen anstehen oder wenn eine chronische Erkrankung vorliegt, bei der mit hoher Wahrscheinlichkeit wieder eine Tracheotomie und Kanülenversorgung nötig ist, wird nicht dekanüliert.

T. Corrinth: Wie funktioniert die Entfernung der Kanüle? Was gilt es dabei zu berücksichtigen?
Dr. U. Frank: Es gibt unterschiedliche Vorgehensweisen. Die eigentliche Dekanülierung ist relativ einfach: Die Kanüle wird entblockt, das Halteband wird gelöst und die Kanüle wird entfernt. Danach wird das Stoma mit einem Pflaster abgedeckt. Einige Stoma-Arten verschließen sich dann spontan in relativ kurzer Zeit, teilweise nach ein paar Minuten, andere müssen chirurgisch verschlossen werden.

Wichtig sind die ersten 12–24 Stunden nach der Dekanülierung, das ist bei den meisten Menschen die kritische Phase. In dieser Zeit werden die Patient:innen engmaschig überwacht, sodass sichergestellt werden kann, dass sie ausreichend atmen und ihren Speichel schlucken können. Eventuell muss nochmal das Speichelmanagement angeleitet werden oder mehr mobilisiert werden. Wenn diese Phase komplikationsfrei ist, kann man von einer erfolgreichen Dekanülierung sprechen.

Bei schwierigen Dekanülierungssituationen werden vorher Kriterien festgelegt, anhand derer individuell entschieden werden kann, ob eine Re-Kanülierung notwendig ist. Oder es wird nach der Dekanülierung ein so genannter Platzhalter verwendet, der die Situation ohne Kanüle simuliert. Dieser Platzhalter dichtet das Stoma ab, stellt aber kein Hindernis im Atemweg mehr dar und bietet auch keinen Schutz vor dem aspirierten Speichel. Er hält nur das Stoma offen und kann rasch entfernt werden, wenn eine Re-Kanülierung notwendig wird.

T. Corrinth: Wie sieht die Nachbetreuung aus?
Dr. U. Frank: Wenn die Dekanülierung erfolgreich ist, wird bei neurologischen Patient:innen ganz normal mit der Rehabilitation weitergemacht. Sehr häufig ist dann auch der Therapieerfolg schneller und besser, weil die Patient:innen leichter kommunizieren können und auch die Körperstabilität ohne den offenen Atemweg besser ist. Natürlich wird noch engmaschig kontrolliert, ob sich das Stoma ver-

schließt oder ob es operativ verschlossen werden muss und ob sich der Allgemeinzustand stabilisiert bzw. verbessert.

Wenn die Dekanülierung nicht erfolgreich ist, muss wie gesagt rekanüliert werden. Die TK-Entwöhnung wird dann fortgesetzt und zu gegebener Zeit wird wieder neu eingeschätzt, ob ein weiterer Dekanülierungsversuch unternommen wird.

Bei einigen Patient:innen ist eine dauerhafte TK-Versorgung nötig. Diese Patient:innen werden entweder in spezialisierte Pflegeeinrichtungen oder in die häusliche Pflegesituation entlassen – hier ist dann häufig eine 24-Stunden-Pflegebetreuung zur Unterstützung der Angehörigen sinnvoll. Die Angehörigen werden möglichst auch schon in der Rehabilitationsphase geschult, um mit der TK, dem Absaugen und den Hilfestellungen für die Patient:innen gut umgehen zu können.

T. Corrinth: Herzlichen Dank für die tiefen Einblicke ins TK-Management, liebe Frau Dr. Frank.

18 Funktionelle Dysphagien

Schluckstörungen haben Sie bisher nur kennengelernt im Zusammenhang mit verschiedenen Erkrankungen, die das Nerven- und Muskelsystem beeinflussen – vom Schlaganfall über Parkinson bis hin zur MS. In seltenen Fällen kann es allerdings vorkommen, dass sich auch nach genauesten Untersuchungen, inklusive FEES, VFSS oder Manometrie, keine körperlichen Ursachen für eine Schluckstörung feststellen lassen. Die Ursache ist dann seelischer Natur. Vor allem Menschen im jungen und mittleren Erwachsenenalter sind betroffen, und häufiger Frauen als Männer.

Eine solche funktionelle Schluckstörung ist zum Beispiel ein ständiges »Kloß-im-Hals-Gefühl«, der sogenannte Globus pharyngis. Dieses subjektive Gefühl ist häufig stärker, wenn die betroffene Person gestresst ist. Mit der Nahrungsaufnahme hängt das in der Regel nicht zusammen. Im Gegenteil kann Essen dieses Fremdkörpergefühl teilweise sogar lindern.

Eine andere funktionelle Schluckstörung ist die Angst vor dem Verschlucken, die sogenannte Phagophobie. Betroffene verbinden mit dem Verschlucken, teils von konkreten Lebensmitteln, eine ausgeprägte Angst vor dem Ersticken. Diese Angst geht häufig mit Panikstörungen und Zwängen einher und wird leider in der Praxis oft als Essstörung fehldiagnostiziert. Bulimie oder Anorexie beispielsweise können zwar auch zu Schluckbeschwerden führen, sind aber als eigene Krankheitsbilder abzugrenzen und auch anders zu behandeln.

Hinter einer Phagophobie können traumatische Erlebnisse in der persönlichen Vergangenheit stecken: zum Beispiel eine Erstickungs-Erfahrung nach Verschlucken oder ein Beinah-Ertrinkungstod. Die dadurch entwickelte Angst kann so weit gehen, dass nur noch bestimmte Konsistenzen wie Flüssigkeiten oder Trinknahrung aufgenommen werden – und das führt zu Gewichtsverlust. Dies ist ein typisches Dysphagie-Symptom für funktionell Schluckgestörte (siehe Checkliste in ▶ Kap. 2) – eines von nur wenigen, denn regelmäßiges Husten, Verschlucken oder Essensreste im Mundraum treten hier zum Beispiel nicht auf und erst recht keine Aspirationspneumonie. Interessanterweise konnte in einer Studie gezeigt werden, dass funktionelle Schluckstörungen mit Veränderungen der Hirnaktivität während des Schluckens verbunden sind (Suntrup et al. 2014): Im Vergleich mit gesunden Proband:innen wurde zum Beispiel festgestellt, dass die Betroffenen veränderte Aktivierungsmuster im Schlucknetzwerk haben, wobei man ein Nebeneinander von vermehrter und verminderter Aktivität in unterschiedlichen Hirnregionen fand. Mit anderen Worten: Menschen mit funktionellen Schluckstörungen bilden sich ihre Beschwerden nicht einfach nur ein, sondern es gibt vermutlich ein organisches Korrelat für ihr Krankheitsbild.

Bei der Behandlung funktioneller Schluckstörungen kann sogenanntes Biofeedback helfen: Mit technischen Hilfsmitteln werden die eigenen Bewegungsabläufe während des Schluckens beobachtbar und damit bewusst gemacht. Dabei kann vor allem auch die FEES durch ihre guten Visualisierungsmöglichkeiten des Schluckablaufs helfen, gestörte Schluckmuster zu durchbrechen. Weitere mögliche Therapiesäulen sind logopädische Übungen und Psychotherapie, um zum Beispiel die Schluckakt-begleitende Angst zu mindern. Sukzessive kann so eine betroffene Person wieder lernen, sich normal zu ernähren und Lebensmittel zu schlucken, die vorher Tabu waren. Auch Schluckstörungen ohne körperliche Ursache lassen sich also, wenn entsprechend erkannt, gut behandeln.

Zum Abschluss

Fazit eines Betroffenen: »Nie die Hoffung aufgeben!«

Bis hierhin haben Sie schon einige persönliche Geschichten von Patient: innen und Angehörigen kennengelernt. Mit einer besonders bewegenden und ermutigenden Geschichte möchten wir dieses Buch abschließen. Es ist die Geschichte von Peter S. Als er vor einigen Jahren einen Hirnstamm-Infarkt hat und sich im Krankenhaus wiederfindet, teilt ihm der zuständige Neurologe mit, dass er wahrscheinlich nie wieder richtig essen können wird. Es vergehen mehrere Jahre, in denen er das nicht akzeptieren will, ihm aber Fachleute nicht weiterhelfen können. Bis sich über einige Umwege schließlich eine recht einfache Lösung für sein großes Problem findet: Mithilfe eines logopädischen Schluckmanövers, das die Einschränkungen seiner Speiseröhre umgeht, lernt er das Schlucken neu und kann heute wieder fast alles essen.

T. Corrinth: Im Hochsommer 2018 hat Sie der Hirnstamminfarkt ereilt. Wie haben Sie die ersten Tage im Krankenhaus erlebt? Und wie funktionierte das Schlucken?
Peter S.: Ich erinnere mich, dass es sehr heiß war in meinem Patientenzimmer und ich oft Durst hatte. Aber ich durfte nichts Flüssiges zu mir nehmen, denn mein Schlucken funktionierte überhaupt nicht mehr. Neben den ganzen anderen körperlichen Einschränkungen, die ich natürlich hatte – ich konnte mich kaum bewegen. Das war schlimm. In den ersten Tagen bekam ich eine Nasensonde, über die ich mit Flüssignahrung versorgt wurde, danach dann eine PEG. Weil es mit dem Durst so unerträglich war, habe ich mir in den ersten zwei Wochen wenigstens regelmäßig den Mund mit Wasser ausgespült – ohne zu schlucken. In so einer Situation weiß man erst mal, was das heißt, wenn

das Normalste auf der Welt nicht mehr funktioniert: Wenn ich Durst habe, trinke ich eben einen Schluck.

T. Corrinth: Was wurde in der Klinik gegen dieses Schluckproblem gemacht?
Peter S.: Es wurde ein Test mit mir gemacht, bei dem ich einen Teelöffel Wackelpudding schlucken sollte. Das ging aber absolut nicht. Der Neurologe in dem Krankenhaus teilte mir daraufhin mit, dass ich in meinem Leben wohl nie wieder selbstständig essen werden kann. Nach dieser Aussage habe ich nachts im Bett gelegen und geheult, weil einem alles durch den Kopf geht: keine Aktivitäten mit der Partnerin und Kumpels mehr, keine Feiern, und und und. Wenn man eine solche Diagnose vom Neurologen erhält, dann denkt man erstmal: Das muss ich akzeptieren. Aber natürlich akzeptiert man das erstmal nicht. Sonst wurde therapeutisch damals von Krankenhausseite gar nichts gegen das Schluckproblem gemacht. Es gab keine Nachkontrolle, nichts. Also habe ich in meinem Bett gewartet, bis man mich für eine Reha freigibt.

T. Corrinth: Nach sechs Wochen haben Sie dann einen Reha-Platz bekommen. Wie ging es dort weiter?
Peter S.: Dort habe ich zum Beispiel Physio- und Ergotherapie bekommen, um meine Feinmotorik zu trainieren, weil meine Nervenstränge ja kaputt waren. Da ich keine Tabletten anfassen und einnehmen konnte, wurden sie mir verabreicht. Aber konkret gegen das Schluckproblem wurde auch hier nichts gemacht. Ein hochrangiger Arzt in dieser Reha sagte mir, dass er so einen Fall noch nie hatte, bei dem das Schlucken überhaupt nicht geht. Es gab in der Reha zwar eine Gruppe mit Menschen, die älter waren als ich und Schluckbeschwerden hatten, aber ich hatte ja nicht nur Beschwerden, ich hatte überhaupt keine Schluckfunktion. Mein Laufen zum Beispiel hat sich in der Reha verbessert, nicht aber mein Schlucken. Mit meinem Hauptproblem konnte man nicht so wirklich etwas anfangen, so war mein Eindruck.

T. Corrinth: Wie ging es dann nach Ihrer Entlassung aus der Reha weiter?
Peter S.: Dann bin ich nach Hause gekommen. Mein Hausarzt hat meinen Krankenbrief ausgewertet. Jeden Monat habe ich dann meine

Fazit eines Betroffenen: »Nie die Hoffnung aufgeben!«

Ware mit meinem Essen für die PEG bekommen, drei Mahlzeiten am Tag, also 90 Beutel im Monat. Wie schon seit dem ersten Krankenhausaufenthalt habe ich Logopädie gemacht, damit mein Sprechen besser wird. Dafür ist alle zwei Wochen eine Logopädin bei mir zuhause vorbeigekommen. Ich habe weiterhin Ergotherapie gemacht. Und die Neurologin, die ich mir dann gesucht habe, hat zum Beispiel Kalt- und Warmwechsel für die Füße gemacht, um meine Gefäße zu trainieren. Konkret gegen das Schluckproblem wurde sonst aber nichts mehr unternommen. So ging das eine ganze Weile. Bis meine Neurologin mich an einem Sonntag im Jahr 2021 anrief und mir mitteilte, dass sie in einer Fachzeitschrift etwas gefunden habe, das mir vielleicht weiterhelfen könnte: einen Kontakt zu einem spezialisierten Schluckstörungs-Zentrum. Dort habe ich dann angerufen und wenige Wochen später schon einen Termin vor Ort bekommen.

T. Corrinth: Wie konnte man Ihnen weiterhelfen?
Peter S.: Mit einer ganz einfachen Sache! Der Neurologie-Professor und die Logopädin dort haben mir ein ganz bestimmtes Schluckmanöver gezeigt. Dabei musste ich nur den Kopf nach rechts drehen, das Kinn an die Schulter legen und dann dreimal ordentlich runterschlucken in dieser Schräglage. Mit dem Endoskop und einer Kamera zeigte mir der Professor, wie das geht. Es ist zwar immer noch ein kleines bisschen Nahrung stecken geblieben, aber das Schlucken funktionierte. Die PEG-Sonde, die ich so lange hatte, konnte mir deswegen im Verlauf auch entfernt werden. Ich konnte es überhaupt nicht fassen!

T. Corrinth: Und mit diesem einfachen Schluckmanöver kommen Sie seitdem gut klar?
Peter S.: Ja! Wenn ich zum Beispiel ein Toastbrot essen will, schneide ich mir die Scheibe immer in neun kleine Würfel. Die nehme ich dann nacheinander in den Mund. Zerkaue jeden Würfel, bis er breiig ist. Dann Kopf nach rechts, Kinn an die Schulter und dann dreimal ordentlich runterschlucken. Auch meine Tabletten muss ich jetzt nicht mehr mörsern, die kann ich selbstständig einnehmen. Das ist wunderbar. Es kommt ab und zu vor, dass noch ein Essensrest unterhalb des Kehlkopfes übrigbleibt, wie in einer kleinen Kammer. Wenn ich das

merke, huste ich das hoch und mache einen zweiten Anlauf, mit einem Schluck Flüssigkeit zusammen. Ich kann aber nicht daran ersticken.

T. Corrinth: Wie hat sich das Schlucken in den letzten zwei Jahren verbessert? Wie merken Sie das bei der Nahrungsaufnahme?
Peter S.: Angefangen habe ich zum Beispiel mit Schmierwurst, das heißt mit Leberwurst und Teewurst. Und dann kam immer mehr hinzu. Heute esse ich alles, bis auf Geflügel. Dieses sämige Fleisch bekomme ich nicht richtig runter. Aber das ist ja nicht schlimm. Alles andere an Fleisch geht. Ich muss es mir halt sehr klein schneiden. Und kauen, kauen, kauen. Das dauert länger, aber das ist Gewohnheitssache. Und was viel wichtiger ist: Ich kann mich allein ernähren!

T. Corrinth: Wie haben Sie trainiert, um diesen Zustand zu erreichen?
Peter S.: Nach dem ersten Treffen, als ich das Schluckmanöver kennengelernt habe, dachte ich mir: Wenn ein Stück runtergeht, dann kann man das doch trainieren. Und das habe ich gemacht, Tag für Tag, morgens und abends, morgens und abends. Und so kam ein Stück nach dem anderen dazu. Dass ich eine Stunde oder anderthalb Stunden für ein Abendbrot brauchte, spielte doch gar keine Rolle. Hauptsache, es ging!

T. Corrinth: Wie wirkt sich die Schluckstörung auf das Zusammenleben mit Ihrer Partnerin aus?
Peter S.: Ich habe von Anfang an zu meiner Lebenskameradin gesagt: Du brauchst nicht wegen mir allein in der Küche essen oder vor mir essen. Wegen mir wirst Du jetzt nicht Deine Zeiten verschieben. Sowas fangen wir gar nicht erst an! Sondern lass uns genau so wie früher gemeinsam essen, auch wenn ich etwas länger brauche. Und das geht gut, es stört uns beide nicht.

T. Corrinth: Welchen Tipp können Sie aus Ihrer Erfahrung heraus Betroffenen mit auf den Weg geben?
Peter S.: Hilfe annehmen und mitmachen! Üben, üben, üben! Geduld haben! Der Arzt kann einem nur die Hilfestellung geben, aber man muss es schon selbst machen. Und: Niemals die Hoffnung aufgeben!

Denn es lohnt sich. Wenn man sich vorstellt, dass ich vor gut fünf Jahren noch weinend im Bett lag, weil ich dachte, ich werde nie wieder eigenständig essen können, und man mich heute ansieht: Ich bin selbstständig, ich gehe einkaufen, habe meine Kaffeetrinken in meinem Rentnerclub, ich kann wieder essen. Davon habe ich doch damals im Krankenbett geträumt. Der Traum ist in Erfüllung gegangen.

Und auch ganz wichtig: Frühwarnzeichen nicht ignorieren! Hätte ich damals zum Beispiel meine häufigen Schwindelgefühle, meinen Muskelkater in den Waden oder meine einschlafenden Hände ernstgenommen und wäre früher zum Hausarzt gegangen, hätte ich vielleicht gar nicht einen solch schweren Schlaganfall gehabt – und auch nicht die Odyssee mit dem Schlucken.

T. Corrinth: Und vielleicht noch eine Botschaft an alle anderen, die dieses Buch lesen?
Peter S.: Schluckstörungen können jeden treffen. Es ist keiner gefeit. Von heute auf morgen, egal welches Alter. Das sollte man nicht vergessen.

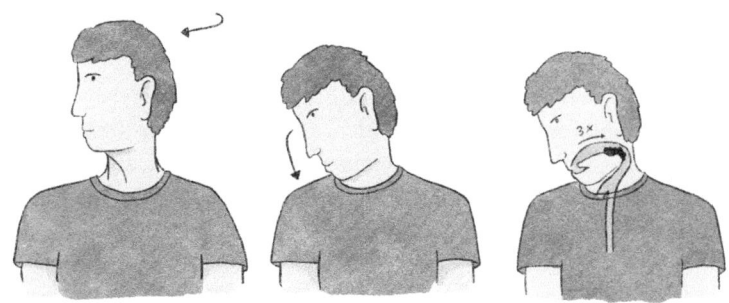

Nachwort eines Journalisten

Wie geht es Ihnen jetzt nach der Lektüre, wenn Sie auf das Phänomen Schlucken schauen? Vielleicht haben Sie neues Wissen gesammelt und sind vom Schluckvorgang genauso fasziniert wie ich. Vielleicht haben Sie als betroffene oder angehörige Person Mut geschöpft, weil es vielen anderen Menschen ähnlich geht. Vielleicht sind Sie nun auch motiviert, endlich zum Hausarzt oder zur Fachärztin zu gehen. Oder Sie wollen sich einfach mit anderen Menschen austauschen – für letzteres haben wir Ihnen die Kontaktadressen zusammengestellt (siehe Kap. Hilfreiche Webseiten).

Nach zwei Jahren intensiver Auseinandersetzung mit dem Thema hat sich meine Sicht auf das Schlucken grundlegend verändert. Schlucken ist für mich keine Körperfunktion mehr, die ganz selbstverständlich im Hintergrund abläuft. Schlucken ist für mich ein faszinierender, hochkomplexer physiologischer Prozess, der lebenswichtig ist – genauso wichtig wie das Atmen oder der Herzschlag. Erst wenn das Schlucken nicht mehr richtig funktioniert, wird man sich dieser Bedeutung bewusst. Meine veränderte Sicht bemerke ich heute auch in unterschiedlichen Alltagssituationen. Wenn ich zum Beispiel eine Person dabei beobachte, wie sie ihr Essen in sich hineinschlingt, denke ich oft: »Warum genießt Du Dein Essen nicht einfach etwas mehr?« Wenn jemand hustet, denke ich manchmal: »Gut, diese Person hat noch natürliche Schutzreflexe!« Oder wenn meine Tante mir berichtet, dass ihre ältere alleinstehende Nachbarin in der letzten Zeit ganz schön an Gewicht verloren hat, werde ich hellhörig und denke: »Könnte nicht vielleicht auch eine Schluckstörung dahinterstecken?«

Dadurch, dass ich mich in den letzten zwei Jahren auch mit meinem eigenen persönlichen Umfeld über das Thema ausgetauscht habe, ist mir bewusst geworden: Auch dort gibt es einige Personen, die entweder selbst Schluckstörungen haben oder andere Personen mit solchen Problemen kennen. Nur geredet wird darüber meist nicht. Vermutlich ist das bei Ihnen nicht anders. Ich hoffe sehr, dass dieser Ratgeber dazu beitragen kann, dass sich das ändert und Sie noch mehr für die eigene Gesundheit und auch für die Gesundheit Ihrer Mitmenschen sensibilisiert werden.

Thomas Corrinth

Verzeichnisse

Ausgewählte Quellen

Bücher

Bartolome, G. & Schröter-Morasch, H. (2022). Schluckstörungen. Interdisziplinäre Diagnostik und Rehabilitation (7. Auflage). Elsevier Verlag.
Biber, D. (2014). Frühkindliche Dysphagien und Trinkschwächen: Leitfaden für Diagnostik, Management und Therapie im klinischen Alltag (2. Auflage). Springer Verlag.
Frank, U. et al. (2021). FAQ Dysphagie. Antworten – prägnant und praxisnah (1. Auflage). Elsevier Verlag.
Guggisberg, A. (2023). Presbyphagie – Schluckbeschwerden im Alter (1. Auflage). Schulz-Kirchner Verlag.
Lücking, C. & Hotzenköcherle, S. (2014). Schluckstörungen – und jetzt? (1. Auflage). Schulz-Kirchner Verlag.
Prosiegel, M. & Weber, S. (2018). Dysphagie. Diagnostik und Therapie. Ein Wegweiser für kompetentes Handeln (3. Auflage). Springer Verlag.
Roach, M. (2014). Schluck. Auf Entdeckungsreise durch unseren Verdauungstrakt. Deutsche Verlags-Anstalt.
Warnecke, T. & Dziewas, R. (2018). Neurogene Dysphagien. Diagnostik und Therapie (2. Auflage). Kohlhammer Verlag.

Fachaufsätze

Dziewas, R. & Suntrup-Krueger, S. (2017). Firing up the swallowing network. *Pan European Networks: Science & Technology*, 24, 188–189.
Frieling, T. (2015). Differenzialdiagnose nicht-kardialer Thoraxschmerz. *Dtsch Med Wochenschr*, 140, 1166–1172.
Hollenbach, M. et al. (2018). Dysphagie aus gastroenterologischer Sicht. *Dtsch Med Wochenschr*, 143, 660–671.
Imoto, Y. et al. (2011). Cough reflex induced by capsaicin inhalation in patients with dysphagia. *Acta Oto-Laryngologica*, 131, 96–100.

Jinnouchi. O et al. (2019). Aural stimulation with capsaicin prevented pneumonia in dementia patients. *Auris Nasus Larynx*.

Kenn, K. & Balkissoon, R. (2011). Vocal cord dysfunction: what do we know? *Eur Respir Journal*, 37, 194–200.

Ledl, C. et al. (2023). Trachealkanülen(TK)-Management, TK-Weaning und Versorgungsaspekte in der Dysphagietherapie. *Nervenarzt*.

Pekacka-Egli, A. et al. (2022). Inhalation Therapy with Nebulized Capsaicin in a Patient with Oropharyngeal Dysphagia Post Stroke: A Clinical Case Report. *Geriatrics 2022*, 7, 27.

Suntrup, S. et al. (2014). Altered Cortical Swallowing Processing in Patients with Functional Dysphagia: A Preliminary Study. *PLoS ONE* 9(2): e89665.

Ulbricht, K. (2019). Schluckstörungen im Alter – Presby(dys)phagie. *Arzneiverordnung in der Praxis*, 46(3–4).

Vilensky, J. et al. (2022). Infants can breathe and swallow at the same time? *Clinical Anatomy*, 35, 174–177.

Warnecke, T. et al. (2022). Gastrointestinal involvement in Parkinson›s disease: pathophysiology, diagnosis, and management. *npj Parkinson›s Disease*, 8, 31.

Internet

Leitlinie »Neurogene Dysphagie« der Deutschen Gesellschaft für Neurologie (DGN): https://dgn.org/leitlinie/155 (Zugriff am 25.04.2024)

Leitlinie »Klinische Ernährung in der Geriatrie« (in Aktualisierung) sowie Leitlinie Klinische Ernährung in der Neurologie« der Deutschen Gesellschaft für Ernährungsmedizin (DGEM): https://dgem.de/leitlinien (Zugriff am 25.04.2024)

Hilfreiche Webseiten

Achalasie-Selbsthilfe e.V.:
www.achalasie-selbsthilfe.de

Deutsche Alzheimer Gesellschaft e.V.:
www.deutsche-alzheimer.de

Deutsche Gesellschaft für Muskelkranke e.V.:
www.dgm.org

Deutsche Multiple Sklerose Gesellschaft, Bundesverband e.V.:
www.dmsg.de

Deutsche Myasthenie Gesellschaft e.V.:
www.dmg.online

Deutsche Parkinson Hilfe e.V.:
www.deutsche-parkinson-hilfe.de

Deutsche Parkinson Vereinigung e.V.:
www.dpv-bundesverband.de

Deutscher Bundesverband Logopädie:
www.dbl-ev.de

Dysphagienetzwerk Deutschland e.V. (für Logopäd:innen):
www.dnwd-ev.de

FEES-Ausbilderliste:
https://dgn.org/fees-ausbilderliste
Hier finden Sie medizinische Einrichtungen in Deutschland, Österreich und der Schweiz, in denen Fachkräfte für den Umgang mit der Videoendoskopie FEES ausgebildet sind. Das bedeutet nicht, dass in allen Fällen auch schon FEES angeboten wird – bei Interesse ist eine vorherige Kontaktaufnahme daher empfehlenswert.

Initiative Selbsthilfe Multiple Sklerose Kranker e. V.:
www.multiple-sklerose-e-v.de

KEKS e. V. (Selbsthilfeorganisation für Speiseröhrenerkrankungen, u. a. eosinophile Ösophagitis):
www.keks.org

Myositis Netz e. V. (der Deutschen Gesellschaft für Muskelkranke e. V.):
www.myositis-netz.de

Schlaganfallbegleitung:
www.schlaganfallbegleitung.de

Stiftung Deutsche Schlaganfall-Hilfe:
www.schlaganfall-hilfe.de

Wegweiser Demenz (Bundesministerium für Familie, Senioren, Frauen und Jugend):
www.wegweiser-demenz.de

Glossar

Acetylcholin
Botenstoff für die Erregungsübertragung zur Regulation von Körpervorgängen

Achalasie
Fehlfunktion von Muskeln in der Speiseröhre

Akinese
Störung von zielgerichteten willkürlichen Bewegungen

Alzheimer-Demenz
Häufigste Form der Demenz, bei der Nervenzellen im Gehirn unumkehrbar zerstört werden

Aspiration
Eindringen von Schluckmaterial in die Luftröhre

Aspirations-Pneumonie
Lungenentzündung aufgrund des Eindringens von Schluckmaterial in die Lunge

Ballondilatation
Endoskopisches Verfahren, bei dem mittels eines kleinen Ballons Verengungen der Speiseröhre aufgedehnt werden

Biofeedback
Medizinisches Verfahren, bei dem Patient:innen Rückmeldung über normalerweise unbewusst ablaufende Prozesse im Körper erhalten und so lernen, diese zu beeinflussen

Bolus
Bissen

Breischluck-Untersuchung
Radiologische Untersuchung, bei der Patient:innen schluckweise ein Kontrastmittel trinken

Calciumkanalblocker
Medikamente, die den Einstrom von Calcium in Zellen verhindern

Capsaicin
Inhaltsstoff von Paprika-Arten, der für Schärfe verantwortlich ist

Caregiver Burden
Belastung von pflegenden Personen (auch Angehörigen)

Central Pattern Generators (CPG)
Neuronen-Verbünde im Hirnstamm zur Planung der Schluckfunktion

Chin Tuck Against Resistance (CTAR)
Logopädische Übung für die Körperspannung, bei der im liegenden Zustand das Kinn gegen ein Trainingsgerät geneigt wird

Comfort Feeding
Ernährungskonzept für schwerkranke Menschen, das ihre individuellen Wünsche berücksichtigt

Cuff
Dehnbarer Ballon in der Luftröhre bei TK-Patient:innen als Barriere zu den oberen Atemwegen

Divertikulotomie
Endoskopisches Verfahren zur Entfernung eines Divertikels (pathologische Gewebeaussackung)

Dopamin
Botenstoff zur Steuerung von Bewegungen und z. B. Motivation und Konzentration

Einschlusskörperchenmyositis/Inclusion body myositis (IBM)
Entzündliche Muskelerkrankung, bei der sich Muskeln in bestimmten Körperregionen zunehmend zurückbilden

Elektromyografie
Untersuchung zur Messung elektrischer Aktivität in ausgewählten Muskeln

EMST (Expiratory Muscle Strength Training)
Schluckmuskel-Training, bei dem gegen Widerstand ausgeatmet wird

Eosinophile Ösophagitis
Chronische Autoimmunerkrankung der Speiseröhre

FAST-Test
Test zur Überprüfung von Schlaganfall-Symptomen: F(ace), A(rms), S(peech), T(ime)

FEES
Flexible endoskopische Evaluation des Schluckaktes

Free Water Protocol
Vorgehen, das dysphagischen Patient:innen mit Aspiration von Flüssigkeiten erlaubt, in einem kontrollierten Setting Wasser zu trinken

Fundoplicatio
Operativer Eingriff, bei der eine Manschette um die im Bauchraum liegende Speiseröhre gelegt wird

Funktionelle Schluckstörung
Schluckstörung ohne körperliche Ursache (siehe auch: Globus pharyngis bzw. Phagophobie)

Gaumensegel (Velum palatinum)
Eine sich an den harten Gaumen anschließende bewegliche Weichteilfalte (weicher Gaumen)

GERD
Gastro-Esophageal Reflux Disorder, deutsch: Gaströsophageale Refluxerkrankung (siehe auch: Reflux)

Globus pharyngis
Funktionelle Schluckstörung: »Kloß-im-Hals-Gefühl« bzw. Fremdkörpergefühl im Hals

Hirnstamm
Hirnabschnitt, in dem auch das Schluckzentrum liegt

Hirnstamminfarkt
Schlaganfall, der den Hirnstamm betrifft

IDDSI
International Dysphagia Diet Standardisation Initiative

Kehldeckel (Epiglottis)
Knorpelplatte, die dem Verschluss des Kehlkopfes dient

Kehlkopf
Verbindungsstück zwischen Rachen und Luftröhre, das beim Schlucken für das Abdichten der Luftröhre sorgt

Klinische Schluckuntersuchung (KSU)
Umfassende logopädische Untersuchung zur Überprüfung der Schluckfunktion

Krikopharyngeale Myotomie
Operative Durchtrennung des Speiseröhrenschließmuskels

Leaking
Vorzeitiges Abgleiten des Bissens in den Rachen oder aus dem Mund heraus

Lewy-Körper-Demenz
Seltenere Form der Demenz, die in Verbindung mit Parkinson-Symptomen auftritt

Magnetenzephalografie (MEG)
Nicht invasives Verfahren zur Messung der magnetischen Aktivität des Gehirns

Manometrie
Untersuchung zur Messung der Druckverhältnisse in Speiseröhre und Darm

Myasthenia gravis
Seltene Autoimmunerkrankung, bei der fehlgesteuerte Antikörper Muskelschwäche auslösen

Myelinhülle
Hülle um Nervenzellen zur Beschleunigung der Erregungsübertragung

Nasogastrale Sonde
Über die Nase in den Magen führende Sonde

Non-Cardiac Chest Pain
Nicht kardialer Thoraxschmerz aufgrund von Entzündungen oder Transportschwierigkeiten des Bolus

Ösophago-Gastro-Duodenoskopie
Magenspiegelung

Ösophagussphinkter, oberer und unterer
Ringförmiger Muskel am Übergang vom Rachen in die Speiseröhre (oberer ÖS) bzw. am Übergang von der Speiseröhre in den Magen (unterer ÖS)

PEG (Bauchdeckensonde)
Perkutane endoskopische Gastrostomie: Nahrung wird über eine Sonde durch die Bauchhaut hindurch in den Magen verabreicht

Penetration
Eindringen von Schluckmaterial in den Kehlkopf bis zu den Stimmlippen

Peristaltik
Wellenbewegung (der Speiseröhre)

Phagophobie
Funktionelle Schluckstörung, die mit Angst vor Verschlucken assoziiert ist

Pharyngeale elektrische Stimulation (PES)
Neurostimulationsverfahren, bei dem der Rachen über kleine, an einer Magensonde angebrachte Ringelektroden stimuliert wird

Phonationsfenster
Kleines Sprechfenster in Trachealkanülen

Plasmapherese
Blutwäsche

POEM
Perorale endoskopische Myotomie: endoskopisches Verfahren zur Spaltung von erkrankter Muskulatur der Speiseröhre

Presbyphagie
Altersbedingte Veränderungen des Schluckens ohne Krankheitswert

Protonenpumpenhemmer
Medikamente zur Unterdrückung von Magensäurebildung

Reflux
Zurückfließen von Magensäure in die Speiseröhre

Residuen
Bolusreste im Mundraum oder Rachen

Rigor
Muskelverspannung (Kardinalsymptom von Parkinson)

Sarkopenie
Altersbedingter Abbau von Muskelmasse und -kraft

Schluckeffizienz
Körperliche Effizienz des Transports von Schluckmaterial

Schluckkontrollgriff
Manuelles Ertasten des Kehlkopfes zur Überprüfung der Schluckfunktion

Schlucknetzwerk
Neuronales Netzwerk für die Planung und Umsetzung des Schluckens

Schlucksicherheit
Körperliche Fähigkeit zur Aspirationsvermeidung

Shaker-Übung
Logopädische Übung zur Stärkung der Schluckmuskulatur, bei der im liegenden Zustand der Kopf leicht angehoben wird

Stroke Unit
Auf Schlaganfall spezialisierte Station im Krankenhaus

Thymektomie
Operative Entfernung der Thymusdrüse

Trachealkanüle
Kleines Rohr, das sich unterhalb des Kehlkopfes im Tracheostoma befindet

Tracheostoma/Stoma
Künstliche Öffnung der Luftröhre

Transkranielle Gleichstromstimulation/tDCS
Neurostimulationsverfahren, bei dem Elektroden am Kopf die Gehirnaktivität durch unterschwelligen Gleichstrom stimulieren

Tremor
Zittern (Kardinalsymptom von Parkinson)

Vaskuläre Demenz
Seltenere Form der Demenz, die durch Veränderungen der hirnversorgenden Blutgefäße charakterisiert ist

VFSS
Videofluoroscopic Swallowing Study/Videofluoroskopische Evaluation des Schluckaktes

Vocal Cord Dysfunction (VCD) Syndrom
Stimmritzenkrampf mit Atemnot

Wallenberg-Syndrom
Schlaganfall der hinteren unteren Kleinhirnarterie

Zenker-Divertikel
Ausstülpung der Schleimhaut durch eine Schwachstelle der Muskulatur im oberen Teil der Speiseröhre

Stichwortverzeichnis

A

Achalasie 16, 104, 107, 109, 110, 115, 153, 155
Alter 9, 15, 47, 50, 53, 85, 94, 120, 145, 151, 152
Andickung/Andicken 87, 88, 90
Angehörige 14–16, 93, 96, 98
Aspiration 15, 36, 39–41, 58, 60, 84, 85, 130, 131, 155, 157

B

Ballondilatation 67, 109, 110, 115, 117, 155
Blutwäsche (Plasmapherese) 16, 120–122, 160
Botulinumtoxin (Botox) 66

D

Demenz 15, 92, 94–98, 154
– Alzheimer-Demenz 95, 155
– Frontotemporale Demenz 95
– Lewy-Körper-Demenz 95, 97, 159
– Vaskuläre Demenz 95, 162
Diagnose 10, 14–16, 24, 26, 48, 57, 58, 61, 78, 79, 104, 105, 107, 111, 115–117, 142
Dopamin 77, 80, 157
Druckgefühl 27, 37, 40

Dysphagiezentrum 10, 13, 112, 113, 117, 122

E

Einschlusskörperchenmyositis (Inclusion body myositis, IBM) 16, 67, 114, 117, 157
Elektrostimulation 74, 75
Eosinophile Ösophagitis 16, 104, 111, 154, 157
Ernährung 63, 64, 73, 84, 89, 91, 92, 94, 121, 128, 152
– künstliche Ernährung 92
– Management 73, 79, 82, 87

F

FAST-Test 71, 157
Fremdkörpergefühl/Globus pharyngis 16, 27, 40, 136, 158
Fruchtwasser 45, 47

G

Gehirn 14, 15, 31, 44, 46, 47, 53, 67, 72, 74, 86, 100, 155
Gewicht
– Gewichtsverlust 24, 27, 86, 146
Großhirn 44, 45, 72

H

Herzinfarkt 14, 38, 71
Hirnstamm 21, 26, 43, 44, 57, 72, 74, 100, 101, 141, 156, 158
- Hirnstamminfarkt 21, 74, 141
Husten 13, 21, 83, 105, 107, 126, 129, 130, 132
- Hustenreflex 9

K

Kauen 21, 27, 30, 51, 63, 119
Kaugummi 80
Kehlkopf 23, 34, 48, 59, 64, 125–129, 158, 160
Kind 47
Kochen/Kochbuch 93

L

Logopädische Schlucktherapie 64
Luftröhre 31, 36, 39–41, 58, 60, 73, 83–85, 90, 124, 125, 130, 131, 133, 155, 156, 158, 162
Lumbalpunktion 62
Lungenentzündung 9, 40, 72, 78, 79, 83–85, 90, 96, 101, 125, 133, 155

M

Magensonde 21, 24, 57, 63, 67, 73, 74, 92, 129, 160
Mangelernährung 9, 15, 40, 47, 79, 82, 83, 86, 87, 89, 96
Multiple Sklerose (MS) 10, 15, 100, 153, 154
Mundhygiene 15, 82, 84
Mundtrockenheit 53, 66
Muskelbiopsie 62
Myasthenia gravis 16, 66, 119, 159

N

Nachschlucken 13, 26, 114
Nahrungskonsistenz 58, 87, 90, 115
Neurostimulation 67, 73, 160, 162

O

Orale Kost 58, 73

P

Parkinson 10, 15, 33, 36, 64–66, 77–80, 97, 98, 116, 117, 136, 152, 153, 159, 161, 162
PEG (perkutane endoskopische Gastrostomie, Bauchdeckensonde) 91, 129, 141, 143, 160
Peristaltik 36, 160
Phagophobie 16, 136, 160

R

Räuspern 13, 26, 116, 117
Reflux (GERD) 16, 36, 66, 104, 105, 107–109, 115, 158, 161

S

Salbeibonbon 80
Saugen 49, 129
Säugling 14, 47–49
Schlaganfall 10, 15, 21, 32, 42, 58, 64, 71–74, 84, 112, 136, 145, 154, 157, 158, 161, 162
Schließmuskel (Speiseröhrenschließmuskel, Ösophagussphinkter) 35, 36, 45, 61, 67, 100, 115
Schluckeffizienz 40, 42, 83, 161
Schluckreflex 34, 36, 41, 49, 52, 66, 72, 95

Schlucksicherheit 40, 42, 161
Schlucktest 58
Schluckwecker 80
Schluckzentrum 44, 45, 68, 158
Schneidezahntyp 32
Schöpflöffeltyp 32
Screening 58, 59, 72, 79, 87
Speichel 21, 29, 31, 32, 51, 61, 73, 78, 80, 83–85, 102, 120, 125, 127, 129, 131, 133, 134
Speiseröhre (Ösophagus) 14, 16, 22, 23, 35, 36, 38, 41, 44, 45, 47, 50, 52, 61, 66, 67, 78, 100, 104–112, 114, 115, 117, 120, 121, 141, 155, 157, 159–162
Stillen 48
Symptom/Leitsymptom 26, 27, 38, 39, 57, 71, 77, 87, 100, 101, 109, 119, 120

T

Tabletten
- Einnahme 66, 112
- Schlucken 66

Therapie 15, 16, 63, 66–68, 72–75, 79, 82, 96, 104, 108, 109, 112, 115, 120, 121, 124, 126, 127, 129, 131, 133, 142, 151

Trachealkanüle 16, 124, 126, 162
- Management 124

Tumor (Krebserkrankung) 44, 57, 120

U

Übergewicht 86, 108

V

Videoendoskopie 10, 60, 75, 154
Vollkornbrot 22

W

Wirbelsäule 53

Z

Zahnreinigung 84
Zenker-Divertikel 16, 104, 108, 110, 111, 162